Ortrud Eggers

# Ergotherapie bei Hemiplegie

Konzepte zur Behandlung von Funktionsstörungen erwachsener Hemiplegiker

Zweite, neu bearbeitete Auflage

Vorwort von K. u. B. Bobath, London

Mit 80 Abbildungen

Springer-Verlag Berlin Heidelberg New York
London Paris Tokyo Hong Kong Barcelona

Ortrud Eggers
Ergotherapie
Stadtspital Triemli
Birmensdorferstr. 497
CH-8063 Zürich

Illustrationen:
Brigitte Bessel
Graphikerin
CH-4125 Riehen

2. Auflage 1982
3. korrigierter Nachdruck 1990
4. Nachdruck 1991
5. Nachdruck 1995

Die erste Auflage ist im Eigenverlag erschienen

ISBN 3-540-11405-X Springer-Verlag Berlin Heidelberg New York Tokyo

CIP-Titelaufnahme der Deutschen Bibliothek
Eggers, Ortrud: Ergotherapie bei Hemiplegie : Konzepte zur Behandlung von Funktions-
störungen erwachsener Hemiplegiker / Ortrud Eggers. Vorw. K. u. H. Bobath. [Ill.: Brigitte
Bessel]. – 2., neubearb. Aufl., 3. korrigierter Nachdr. – Berlin ; Heidelberg ; New York ;
London ; Paris ; Tokyo ; Hong Kong ; Barcelona : Springer, 1990
(Rehabilitation und Prävention ; 15)
ISBN 3-540-11405-X (Berlin . . .)
NE: GT

Die Wiedergabe von Gebrauchsnamen, Handelsnamen, Warenbezeichnungen usw. in diesem
Werk berechtigt auch ohne besondere Kennzeichnung nicht zu der Annahme, daß solche
Namen im Sinne der Warenzeichen- und Markenschutz-Gesetzgebung als frei zu betrachten
wären und daher von jedermann benutzt werden dürften.

Produkthaftung: Für Angaben über Dosierungsanweisungen und Applikationsformen kann
vom Verlag keine Gewähr übernommen werden. Derartige Angaben müssen vom jeweiligen
Anwender im Einzelfall anhand anderer Literaturstellen auf ihre Richtigkeit überprüft werden.

Satz, Druck und Bindearbeiten: Triltsch, Würzburg
21/3145-5 – Gedruckt auf säurefreiem Papier

# Vorwort

Die Behandlung des Patienten mit einer Läsion des 1. motorischen Neurons und besonders die Hemiplegiebehandlung erfordert mehr als nur Krankengymnastik. Sie erfordert die Zusammenarbeit aller Therapeuten, besonders die gezielte Mitarbeit der Ergotherapeuten (Beschäftigungstherapeuten) in einem Team. Notwendig für den Erfolg einer Behandlung ist, daß alle, die mit dem Patienten zu tun haben, ihn nach denselben Prinzipien behandeln und denselben Grundsätzen folgen. Wie in der Einführung des Buchs klar entwickelt wird, ist das Ziel der Behandlung des Hemiplegikers nicht eine Rehabilitation, welche die befallene Seite vernachlässigt und sich darauf beschränkt, dem Patienten die Möglichkeit zur Selbsthilfe und Unabhängigkeit zu geben mittels kompensatorischer Muster der gesunden Seite. Nach langjähriger Erfahrung mit einer Behandlung, die danach strebt, das Potential der betroffenen Seite – basierend auf der Hemmung der abnormalen Muster der Spastizität und der Bahnung normaler Halte- und Bewegungsmuster – so weit wie möglich zu entwickeln, hat sich gezeigt, wie weit normale automatische und auch funktionelle willkürliche Fähigkeiten von den Mustern der Spastizität überdeckt und behindert werden. Die Muster der normalen Halte- und Bewegungsschemata bilden den Hintergrund, die „prinzipielle Mobilität", auf der jede funktionelle Tätigkeit, jede geschickte Handfertigkeit aufgebaut ist. Dieses Buch zeigt in sehr schöner und überzeugender Weise, wie die Ergotherapie die Krankengymnastik in die funktionelle Tätigkeit des Patienten umsetzt, die Krankengymnastik sozusagen ergänzt. Überdies zeigt die Autorin ausführlich und detailliert die Wichtigkeit einer Analyse des sensorisch-perzeptorischen Defizits für die Behandlung und Prognose. Die Ergotherapie ist mit einer großen Anzahl von Abbildungen klar illustriert und beschrieben. Dies ist ein langerwartetes Buch, welches eine fühlbare Lücke für das Behandlungsprogramm ausfüllt. Es wird von besonderem Wert für jene Ergotherapeuten sein, die in Zentren arbeiten, in denen das ganze Team nach denselben Gesichtspunkten vorgeht. Wir wünschen diesem Buch allen Erfolg und hoffen, daß es durch baldige Übersetzung auch englischsprechenden Therapeuten zugänglich gemacht wird.

London, Mai 1982                    K. und B. Bobath

# Danksagung

Allen, die mir beim Zustandekommen der vorliegenden
Therapiebeschreibung in irgendeiner Art behilflich wa-
ren, möchte ich herzlich danken.
Die mit viel Sorgfalt angefertigten Zeichnungen von
Brigitte Bessel verhelfen dazu, daß der Text für den Le-
ser verständlicher wird.
Besonderer Dank gilt Frau Berta Bobath und ihrem
Gatten Dr. K. Bobath für das gezeigte Interesse und die
Ermutigung, die Anwendung ihres Behandlungskon-
zepts in der Ergotherapie zu beschreiben.

Basel, Mai 1982                                ORTRUD EGGERS

# Inhaltsverzeichnis

I.   **Einleitung**   *1*

II.  **Die Rolle der Ergotherapie im Rehabilitationsteam**   *3*
A.   Berührungspunkte der Ergotherapie mit anderen
     Berufen   *3*
1.   Arzt und Ergotherapie   *3*
2.   Pflege und Ergotherapie   *4*
3.   Physiotherapie (Krankengymnastik) und
     Ergotherapie   *4*
4.   Sprachtherapie (Logopädie) und Ergotherapie   *4*
5.   Sozialarbeit (Fürsorge) und Ergotherapie   *5*
6.   Psychologie und Ergotherapie   *5*
7.   Berufsberatung und Ergotherapie   *5*
8.   Angehörige und Ergotherapie   *6*

B.   Einigkeit im Team   *6*

III. **Behandlungsgrundlagen nach Bobath**   *8*

IV.  **Die motorischen Probleme des Hemiplegikers und ihre
     therapeutische Beeinflussung**   *10*
A.   Motorische Probleme   *10*

B.   Therapeutische Beeinflussung   *10*

C.   Gegenüberstellung verschiedener motorischer
     Probleme und der entsprechenden therapeutischen
     Beeinflussung   *11*
1.   Zweiteilung und Vernachlässigung der hemiplegischen
     Seite versus Orientierung zur hemiplegischen Seite   *11*
2.   Asymmetrie und mangelndes Gleichgewicht versus
     symmetrische Körperhaltung und
     Sitzbalancetraining   *13*
3.   Gestörte Steuerung der Motorik versus Ermöglichen
     von normalem Bewegungsverhalten   *19*
4.   Massenbewegungen versus selektive Arm-
     und Handfunktionen   *25*
5.   Fehlende automatische Reaktionen versus Anbahnen
     automatischer Reaktionen   *27*

6.    Fehlende Koordination beider Hände versus
gebrauchsfähige Koordination beider Hände  *28*

7.    Sensibilitätsstörungen versus Ermöglichen
taktil-kinästhetischer Wahrnehmung  *30*

D.    Zusammenfassung  *31*

**V.**    **Prüfungsmöglichkeiten der Motorik**  *33*
A.    Aufnahmebefund  *33*

B.    Motorische Funktionsprüfung  *34*

C.    Feinmotorische Funktionsprüfung  *36*

**VI.**    **Behandlungsmöglichkeiten in den verschiedenen
Erholungsstadien**  *38*
A.    Stadium 1: Keine Funktion von Arm und Hand  *38*
1.    Wechseln des Sitzplatzes  *38*
2.    Der adaptierte Rollstuhl  *40*
3.    Lagerung des paretischen Arms am Tag  *40*
4.    Bilaterale Betätigungen  *45*

B.    Stadium 2 a: Wenig Armfunktion,
keine Handfunktion  *50*
1.    Unilaterale Tätigkeiten  *51*
2.    Bimanuelle Tätigkeiten  *54*
3.    Bilaterale Tätigkeiten  *56*

C.    Stadium 2 b: Greiffunktion, ungenügende
Armfunktion  *57*

D.    Stadium 3: Arm- und Greiffunktion  *59*

E.    Stadium 4: Mangelnde Feinmotorik und
Diadochokinese  *62*
1.    Statt Krafttraining Koordinationstraining
mit Tonusnormalisierung  *63*
2.    Distale Funktionsverbesserung durch Behandlung der
proximalen Gliederkette  *64*
3.    Opposition des Daumens gegenüber den Fingern  *66*
4.    Diadochokinese und automatische Reaktionen  *66*
5.    Andere Behinderungen, welche die Feinmotorik
beeinträchtigen  *66*

F.    Zusammenfassung  *68*

**VII.**    **Bilaterale Betätigungen in der Gruppe**  *69*
A.    Indikationen für die Gruppenbehandlung  *69*

B.    Kontraindikationen für Gruppenbehandlungen  *69*

C.    Grundsätzliches zur Gruppentherapie  *70*

D.    Beispiele für bilaterale Betätigungen in der Gruppe  *71*

VIII.  **Sensibilitätsstörungen**  *73*
A.  Funktion und Qualität der Sensibilität  *73*
1.  Unterteilung der Sensibilitätsfunktionen  *73*
2.  Sensibilität und Körperschema  *74*
3.  Sensibilitätsstörungen der unteren Extremität  *75*
4.  Fazialisparese  *75*
5.  Verstärkte Reaktionen auf taktile Reize  *75*

B.  Auswirkungen von Sensibilitätsstörungen  *75*
1.  Hemmung der Motorik  *76*
2.  Ignorieren der betroffenen Extremität  *76*
3.  Koordinationsstörungen  *76*
4.  Schreibstörungen  *76*
5.  Verletzungsgefahr  *76*
6.  Abhängigkeit von visueller Kontrolle  *77*
7.  Verzögerte Sensibilitätswahrnehmung  *77*

C.  Prüfung der Sensibilität  *77*
1.  Testvoraussetzungen  *77*
2.  Praktische Prüfungsmöglichkeiten der Sensibilität  *79*
3.  Beobachtungen  *81*
4.  Ausschaltung der visuellen und akustischen
    Kontrolle  *81*
5.  Erfolgskontrollen zur Weiterplanung der Therapie  *82*
6.  Testmaterial ist kein Therapiematerial  *82*

D.  Sensibilitätstraining  *82*
1.  Behandlungsgrundlagen  *82*
2.  Aufbau der Therapie mit Erleichterungen
    und Erschwerungen  *84*
3.  Praktische Behandlungsvorschläge  *86*
4.  Therapieziele  *95*

E.  Schlußbemerkungen  *97*


IX.  **Kontrolliertes Einhändertraining**  *99*
A.  Bei der Aktivierung  *99*

B.  Bei Apraxie  *100*

C.  Beim Selbsthilfetraining  *100*

D.  Beim Schreibtraining  *103*
1.  Hinweise für die Durchführung des
    Schreibtrainings  *103*
2.  Aufbau des Schreibgeläufigkeitstrainings  *103*

E.  Bei der beruflichen Wiedereingliederung
    und beim Haushalttraining  *105*


X.  **Therapiemittel**  *108*
A.  Kriterien  *108*

B.  Einrichtungsgegenstände und Mobiliar  *109*

C.   Geeignete Techniken und Aktivitäten *112*
1.   Malen  *112*
2.   Batiken  *113*
3.   Drucken  *113*
4.   Weben  *113*
5.   Flechten  *113*
6.   Schleifen  *114*
7.   Holzarbeiten  *115*

D.   Therapeutisch anwendbare Spiele  *116*
1.   Brettspiele  *116*
2.   Zahlenschiebespiel  *118*
3.   Memory  *120*
4.   Domino  *121*
5.   Stapelturm  *122*
6.   Puzzle  *123*
7.   Kegeln  *123*
8.   Würfelspiele  *124*

**XI.   Literatur**  *125*

**XII.   Sachverzeichnis**  *127*

# I. Einleitung

Unter der Vielzahl von Behinderten, die ergotherapeutisch behandelt werden, bilden Patienten, die im Erwachsenenalter eine Hemiplegie erlitten haben, eine relativ große Gruppe.

Mit der Überalterung der Bevölkerung und der Zunahme von Verkehrsverletzungen werden immer mehr Patienten verschiedensten Alters mit zentralnervösen Funktionsstörungen den Therapeuten zu Rehabilitationsbehandlungen zugewiesen.

Die Ursache der Halbseitenlähmung ist immer eine Schädigung des Zentralnervensystems. Die daraus resultierenden Ausfälle können von Patient zu Patient recht verschieden sein.

Eine Reihe der verschiedenartigen Störungen Hirngeschädigter wird ergotherapeutisch behandelt oder zumindest berücksichtigt. Aus diesem sehr umfangreichen und weitläufigen Gebiet wird hier nur ein Teilbereich herausgegriffen: es ist die sensomotorische Behinderung dieser Patienten und deren ergotherapeutische Behandlung, die ausführlich beschrieben wird.

Mit dem Grundgedanken der funktionellen Ergotherapie, nämlich der Anwendung von Bewegungen bei Tätigkeiten, wird vor allem die Behandlung der oberen Extremität beschrieben. Wir erreichen die Funktionsverbesserungen von Arm und Hand jedoch nur, wenn wir dabei Kopf, Hals, Rumpf und die untere Extremität, ja eigentlich den ganzen Menschen miteinbeziehen.

Die Beschreibung der funktionellen Ergotherapie basiert auf der Analyse der Behinderung, um so die mutmaßlichen Grundprobleme zielgerichtet anzugehen. Ein Kapitel baut auf dem anderen auf.

In der Literatur findet man leider nur Selbsthilfe- und Arbeitstechniken mit isoliertem Einhändersystem. Will man jedoch ergotherapeutisch die sensomotorischen Ausfälle von Halbseitengelähmten behandeln, ist es schwer, hierüber in Büchern etwas zu finden. Um diese Lücke zu schließen, werden im folgenden Behandlungserfahrungen beschrieben, die im Laufe mehrjähriger Anwendung des Bobath-Konzeptes gesammelt werden konnten.

In den einzelnen Ergotherapieschulen kann bei der Bewältigung des vielseitigen Lehrstoffs verständlicherweise nicht jedes Fachgebiet bis in alle Einzelheiten erörtert werden, so daß ausgebildete Therapeuten von den Symptomen hirngeschädigter Erwachsener im allgemeinen und von der Hemiplegie im speziellen wenig Kenntnis haben.

Ein gewisses Grundwissen der Neurophysiologie, Pathologie und Bewegungslehre wird vorausgesetzt (s. Literaturangaben).

Die Behandlungsvorschläge sind keine fixen Rezepte, die in der geschilderten Weise bei allen Hemiplegikern angewandt werden können. Es ist jeweils eine Anpassung der Therapie an die speziellen Ausfälle und an die Behinderungsart jedes einzelnen Patienten notwendig.

Ebenso muß jeder Therapeut selbst die Behandlungsnah- und -fernziele den Bedürfnissen von stationären und ambulanten Hemiplegiepatienten anpassen.

In den Abbildungen wird einheitlich immer eine rechtsseitige Hemiplegie dargestellt.

Das in dieser Arbeit Dargelegte erhebt keinerlei Anspruch auf Vollständigkeit. Das Thema ist sehr praxisbezogen behandelt. Leider konnte es nicht so umfassend in allen

Einzelheiten beschrieben werden, wie es für die unterschiedliche Behinderung jedes einzelnen Patienten wünschenswert wäre. Dennoch bekommt mit der Therapiebeschreibung vielleicht mancher Ergotherapeut eine Hilfe in die Hand, mit der er die speziellen Probleme des Hemiplegikers besser verstehen und beeinflussen kann.

Sicher gibt es Kollegen und Kolleginnen, die andere oder ergänzende Therapieerfahrungen gemacht haben. Es würde mich freuen, von ihnen im Sinne eines Erfahrungsaustausches zu hören.

# II. Die Rolle der Ergotherapie im Rehabilitationsteam

Die medizinische, soziale und berufliche Wiedereingliederung hirngeschädigter Erwachsener ist wie ein Mosaik, das von einer Arbeitsgruppe gebildet wird.

Der wichtigste Mitarbeiter dieses Teams ist der Behinderte selbst. Mit seiner spezifischen physischen Behinderung steht der Hemiplegiker im Mittelpunkt aller Rehabilitationsmaßnahmen. Die Persönlichkeit des Patienten, seine psychische und soziale Situation werden dabei mit berücksichtigt.

Das Rehabilitationsteam kann sich zusammensetzen aus dem Arzt, dem Pflegepersonal, dem Physio-, Ergo- und Sprachtherapeuten, dem Sozialarbeiter, Psychologen und Berufsberater, manchmal dem Arbeitgeber und Vertretern von Versicherungen. Auch die Angehörigen und Freunde des Patienten nehmen bei der Durchführung einer Langzeittherapie einen wichtigen Platz ein.

Selbst wenn für den einzelnen Rehabilitanden nicht immer alle Behandlungsarten und diese meist in unterschiedlicher Intensität erforderlich sind, muß jeder Spezialist mit seinem Fachwissen als gleichrangiges, unentbehrliches Glied im Behandlungsteam von jedem anderen anerkannt werden.

Alle an der Rehabilitation Beteiligten haben dasselbe Ziel vor Augen, nämlich die bestmögliche Rehabilitation des Hemiplegikers. Es besteht jedoch der Unterschied, daß jeder aus seiner Sicht das Ziel anstrebt. Nur, wenn die einzelnen Experten ihre Funktion nicht isoliert betrachten, sondern ihren Aufgabenbereich in den der anderen integrieren, ist *ein* gemeinsames befriedigendes Ziel zu erreichen.

Wir Ergotherapeuten sind ein Glied in der Kette von Spezialisten, die sich um die Rehabilitation des Hemiplegikers kümmern. Da unser Tätigkeitsbereich allgemein noch wenig bekannt ist, ist es unsere Aufgabe, die verschiedenen Kollegen darüber zu informieren, welchen Beitrag wir mit unserer Art von Therapie im Rahmen der Gesamtrehabilitation hirngeschädigter Erwachsener leisten. Gleichzeitig werden wir aber auch die Teilfunktionen der anderen Spezialisten bei der ergotherapeutischen Behandlungsplanung im Blick haben.

## A. Berührungspunkte der Ergotherapie mit anderen Berufen

Fließende Übergänge zwischen den einzelnen Berufssparten sind das Ideal einer gut funktionierenden Rehabilitationskette.

Bei der heutigen Spezialisierung gibt es zum Teil klare Abgrenzungen zwischen den Berufen, es ergeben sich jedoch auch Berührungspunkte oder Überschneidungen, weil man grundsätzlich gleiche Behandlunsziele anstrebt.

### 1. Arzt und Ergotherapie

Als Leiter und Koordinator aller Rehabilitationsmaßnahmen liegt es im Ermessen des Arztes, mit seiner jeweiligen Verordnung den günstigsten Zeitpunkt für den Beginn der einzelnen Therapiearten zu wählen – so auch den der Ergotherapie.

Vom Arzt selbst oder durch Einsicht in die Krankengeschichte erhalten wir genauere medizinische Angaben sowie Informationen über Belastbarkeit und Vorsichtsmaßnahmen.

So wie der Arzt bei jeder angeordneten Untersuchung eine Rückantwort erwartet und auch bekommt, sollte er auch bei den verordneten Therapien eine Rückmeldung erwarten und erhalten. Die Therapieberichte kann der Ergotherapeut dem Arzt direkt überbringen oder im Rahmen von Teambesprechungen vermitteln.

## 2. Pflege und Ergotherapie

Die Berührungspunkte mit dem Pflegepersonal liegen vor allem bei der Lagerung und der Selbsthilfe.

Während der Physiotherapeut die therapeutische Lagerung im Bett, das Aufsitzen und das Umsetzen vom Bett zum Stuhl und auch das Aufstehen und Gehen zeigt, achten wir Ergotherapeuten darauf, daß der mobilisierte Patient für die therapiefreien Stunden eine geeignete, ihm angepaßte Sitzgelegenheit und Armlagerung bekommt, die vom Pflegepersonal angewandt werden kann.

Damit der Hemiplegiker wieder das selbständige Essen, Waschen und Anziehen lernt, müssen wir Ergotherapeuten wirklich Hand in Hand arbeiten mit dem Pflegepersonal. Das, was der Patient in der Ergotherapie erlernt und trainiert hat, sollte er auf der Station anwenden. Das bedeutet, daß wir mit Pflegern und Schwestern immer wieder Informationen über den erreichten Selbständigkeitsgrad austauschen und auch mit ihnen darüber sprechen, welche Selbsthilfetechniken und Adaptationen angewandt werden.

Sensibilitätsstörungen, die in der Ergotherapie festgestellt werden, sind dem Pflegepersonal mitzuteilen, um Verbrennungen und Verletzungen zu verhindern.

Es wäre erfreulich, wenn das Pflegepersonal sich vermehrt die speziellen Kenntnisse für die aktivierende Pflege von Hemiplegiepatienten im subakuten Stadium nach dem Bobath-Konzept aneignen würden.

## 3. Physiotherapie (Krankengymnastik) und Ergotherapie

Beide Therapiearten verfolgen dasselbe Behandlungsziel, nämlich die Verbesserung der motorischen Fähigkeiten.

Vom Physiotherapeuten werden die grundlegenden Bewegungsfunktionen des ganzen Patienten, also des Rumpfs, der unteren und oberen Extremitäten, gleichermaßen gefördert.

Beim Training der praktischen Anwendung von Bewegungsfunktionen teilen sich unsere Aufgabengebiete auf: Das Gehtraining mit gleichzeitiger Kontrolle von Rumpf, Kopf und oberen Extremitäten fällt in den Bereich der Physiotherapie. Wir Ergotherapeuten befassen uns intensiv mit der Bewegungsanwendung der oberen Extremität. Arm- und Handbewegungen, die in der Physiotherapie angebahnt und geübt wurden, sollen in der Ergotherapie zum brauchbaren Einsatz kommen, also die wiedererworbenen Funktionen nutzbar gemacht werden. In dieses ergotherapeutische Funktionstraining wird nicht nur die physische Kontrolle von Kopf, Rumpf und unteren Extremitäten mit eingeschlossen, sondern die psychische, soziale und perzeptive Situation jedes Patienten mit berücksichtigt.

Um einen fließenden Übergang beider Therapiearten zu erzielen, ist eine gute Zusammenarbeit der Therapeuten nötig. Hierzu sollte möglichst in beiden Therapien dieselbe Behandlungsmethode angewandt werden, damit nicht an einem Ort Körpersymmetrie und Bilateralität angestrebt werden, und an anderer Stelle durch Kompensationstraining mit der gesunden Seite die hemiplegische Seite ignoriert wird. Solch widersprüchliche Therapie würde den Patienten verständlicherweise verwirren.

## 4. Sprachtherapie (Logopädie) und Ergotherapie

Die gezielte Behandlung der Aphasie eines Hirngeschädigten wird ausschließlich von Sprachtherapeuten ausgeführt.

Für die logopädischen Behandlungen können wir Anregungen zur geeigneten Sitzhaltung und Armlagerung des Patienten geben. Dafür kann wiederum der Sprachtherapeut uns und anderen Teammitgliedern Hinweise für einen angepaßten Umgang mit diesen oft schwer sprachbehinderten Patienten geben.

Die Verminderung der Schreibfähigkeit kann einerseits mit der motorischen Behinderung der dominanten Hand und zum anderen mit den Störungen der Aphasie zusammenhängen; in schweren Fällen kann noch die Schwierigkeit der Formwahrnehmung wie der Formkonstruktion hinzukommen.

Nach guter Absprache beider Therapeuten wird der geeignete Zeitpunkt für ein Schreibtraining gewählt. Meist übernimmt die Ergotherapie den motorischen Teil, um Bewegungsfolgen für eine Schreibgeläufigkeit zu üben, sei es mit den wiederkehrenden Funktionen der paretischen Hand oder aber sonst mit der nicht dominanten Hand. Die Verbesserung des schriftlichen Inhalts ist jedoch ein Teil der Aphasiebehandlung und gehört in den Bereich der Sprachtherapie.

## 5. Sozialarbeit (Fürsorge) und Ergotherapie

Der Sozialarbeiter ist für alle Belange des Patienten während des Übergangs aus der medizinischen Rehabilitation in die weitere Zukunft und seine Wiedereingliederung zuständig.

Das Weiterreichen unserer genauen Informationen über Selbständigkeit im persönlichen Bereich und in der Fortbewegung, der Selbstversorgung (Einkaufen, Kochen) sowie über Hilfsmittel und Adaptationen, die zu Hause und am Arbeitsplatz notwendig sind, erleichtern die Aufgabe des Sozialarbeiters.

Als Vermittler und als Bindeglied zwischen Kostenträger und Rehabilitationszentrum können Sozialarbeiter ermessen, welche Rehabilitationsmöglichkeiten aus finanzieller Sicht bestehen.

## 6. Psychologie und Ergotherapie

Der Psychologe oder der spezialisierte Neuropsychologe kann mit seinen standardisierten Tests die psychologisch erfaßbaren Hirnfunktionen prüfen. Ergänzend zu unseren Beobachtungen, die wir in der Ergotherapie machen, sind die detaillierten Testresultate (nicht der erreichte Intelligenzquotient) sehr wertvoll für unsere weitere Therapieplanung.

Die Kenntnis der Leistungen in den Bereichen von Merkfähigkeit, Konzentration, Gedächtnis, Lernfähigkeit, kategorischem Denken, Umstellungsfähigkeit und Raumsinn erlauben uns, jeweils an der Basis des noch eben Möglichen zu arbeiten, so daß der Patient wohl gefordert, jedoch nicht überfordert wird.

Das Training spezifischer Hirnfunktionen wird oft von Ergotherapeuten übernommen. Wenn dies, wie es in einigen Häusern der Fall ist, die Psychologen übernehmen, so können die bei ihm antrainierten Fähigkeiten in der Ergotherapie ins Praktische umgesetzt werden. Zum Beispiel wird die verbesserte Konstruktionsfähigkeit im Dreidimensionalen an einer Holzarbeit erprobt, oder eine Hausfrau kann die Merkfähigkeit darin beweisen. daß sie nach einmaligem Lesen von „4 Eiweiß" im Rezept nacheinander 4 Eier teilt, ohne nach jeder Eiteilung erneut zur Kontrolle ins Kochbuch schauen zu müssen.

Um bei der Bewältigung der oft großen psychischen Probleme hirngeschädigter Patienten mitwirken zu können, ist für uns Ergotherapeuten die Zusammenarbeit mit Psychologen wie auch mit gegebenenfalls zugezogenen Psychiatern wertvoll.

## 7. Berufsberatung und Ergotherapie

Berufsberatungen werden dann nötig, wenn aufgrund der Behinderung die Ausübung des früheren Berufs nicht mehr möglich ist. Besondere Fähigkeiten, Interessenneigungen, aber auch Fähigkeitsgrenzen, die wir in der

Ergotherapie beobachtet haben, werden wir dem Berufsberater mitteilen.

Gewisse Maßnahmen der Berufsvorbereitung und Umschulung können in das Rehabilitationsprogramm der Ergotherapie eingebaut werden, so z. B. das Schreibmaschinentraining.

## 8. Angehörige und Ergotherapie

Ergotherapie ist keine Maßnahme, die hinter verschlossenen Türen stattfindet.

Je mehr wir die Personen aus der Umgebung des Patienten – im Krankenhaus, zu Hause, bei der Arbeit oder in der Freizeit – in die Therapie einbeziehen, geben wir dem Hemiplegiker die Chance, daß dieser Kreis ein besseres Verständnis für seine Behinderung bekommt.

Dadurch, daß wir schon vor der Entlassung des Patienten aus dem Krankenhaus die Angehörigen mit in das Therapiegeschehen einbeziehen, kommt es zur erwünschten Übertragung der Therapieziele in das tägliche Leben.

## B. Einigkeit im Team

Kooperation, Einsichtigkeit und Motivation des Patienten tragen wesentlich dazu bei, ein optimales Rehabilitationsziel zu erreichen.

Wie kann das Behandlungsteam diese Motivation fördern?

Die erwünschte aktive Beteiligung an den einzelnen Rehabilitationsmaßnahmen erreichen wir beim Rehabilitanden am besten, wenn wir ihn überzeugen können, daß alle dieselben Nah- und Fernziele anstreben.

Die Instruktionen und Erklärungen, die der Patient von Arzt, Schwestern und Therapeuten erhält, sollten die gleiche Tendenz zeigen und sich nicht widersprechen.

Die erste Grundeinstellung zu einer Behandlungsart ergibt sich bei der Neuverordnung einer Therapie. Entscheidend ist, wie der Arzt diese Rehabilitationsmaßnahme präsentiert und erklärt.

Beispiel einer nicht angepaßten Ergotherapieverordnung:

„So, Frau M., ab jetzt werden Sie täglich noch eine Stunde in die Ergotherapie gehen. Dort können Sie schöne Sachen herstellen, – dann ist Ihnen auch weniger langweilig. Weil diese Seite gelähmt ist, werden Sie dort mit der gesunden Hand arbeiten. Die Ergotherapeuten werden Ihnen auch zeigen, wie Sie sich mit einer Hand an- und ausziehen können."

Da die Patientin völlig asymmetrisch in ihrem Rollstuhl hängt, ist ein Selbsthilfetraining aufgrund mangelnder Sitzbalance noch nicht möglich. Die Ergotherapeutin wählt bilaterale Tätigkeiten mit vergrößertem Bewegungsradius, um damit die Sitzbalance zu verbessern, – dies als Vorbereitung für das später folgende An- und Auskleiden sowie als Vorbereitung für das funktionelle Training mit dem paretischen Arm.

Es ist zu erwarten, daß die Patientin von dieser Ergotherapie, die nun anders ausgeführt wird als vom Arzt geschildert, enttäuscht wird, evtl. sogar frustriert und dadurch ungenügende Mitarbeit zeigt.

Hier eine Alternative zu diesem negativen Beispiel:

„So, Frau M., jetzt, wo Sie schon mehrere Stunden am Tag auf sein können, möchte ich Ihnen gerne zusätzlich zum Turnen noch Ergotherapie verordnen. Dort werden Sie vor allem mit Arm und Hand der gelähmten Seite üben; d. h. jetzt am Anfang muß die gesunde Hand der behinderten noch helfen, und so werden Sie viel mit beiden Händen zusammenarbeiten. Die Ergotherapeuten werden Ihnen zeigen, wie Sie bei Tätigkeiten Ihre behinderte Seite mit einbeziehen können. Sobald Sie ein besseres Gleichgewicht haben im Sitzen und sich nach vorne runter beugen können, wird Ihnen dann auch gezeigt, wie Sie sich selbst an- und ausziehen können."

Durch gute Absprache müssen vom Team die Rehabilitationsnah- und -fernziele so gesetzt werden, daß sie auch realisierbar sind. Alle Maßnahmen sollten sinnvoll abgewogen werden. So sollte beispielsweise einem

Aphatiker kein Einhänderschreibmaschinentraining in der Ergotherapie verordnet werden, wenn nach Ansicht der Logopäden die Sprachfunktionen für Gelesenes und Geschriebenes noch ungenügend sind. Oder Krankenschwester und Physiotherapeut können der Meinung sein, ein Patient könne sich nun selbst ankleiden. Aus der Sicht der Ergotherapeuten muß dem vielleicht widersprochen werden, weil ausgeprägte Körperschemastörungen es dem Patienten unmöglich machen, solchen Forderungen nachzukommen.

Überforderung und unangepaßtes Training führen beim Patienten zur Frustration und Enttäuschung, wodurch er schlecht motiviert wird. Sinnlose Maßnahmen werden zum Zeitpunkt der Verordnung i. allg. nicht als solche erkannt. Durch Absprache und Koordination der verschiedenen Rehabilitationsspezialisten sollte es möglich sein, ein abgewogenes, angepaßtes Therapieprogramm für jeden einzelnen Patienten zu erstellen.

Die Behandlungsweise nach Bobath ist am fruchtbarsten, wenn möglichst alle an der Rehabilitation Beteiligten diese Methode befürworten und sie auch anwenden, soweit dies in ihren Wirkungsbereich fällt. Dasselbe gilt auch für andere Behandlungsweisen. So sollte z. B. das Umsetzen vom Bett zum Rollstuhl von Physiotherapeuten, Ergotherapeuten, Pflegepersonal sowie den Angehörigen immer in derselben Art und Weise durchgeführt werden. Sonst kommt es vor, daß der Hemiplegiker von einem animiert wird, seine behinderte Seite zu belasten und miteinzusetzen, er beim anderen diese Seite jedoch völlig ignorieren darf, indem er auf dem gesunden Bein hüpfend seinen Sitzplatz wechselt.

Es scheint unerläßlich, daß jedes Teammitglied die Behandlungsmethoden und -ziele der anderen einigermaßen kennt und von seinen eigenen Maßnahmen wie von denen der Mitarbeiter überzeugt ist.

Durch unsere gemeinsame Überzeugung und Anwendung der gleichen Behandlungsmethode übertragen wir unsere Sicherheit und Einigkeit auf den Patienten. Damit vermeidet das Team die Verwirrung des Rehabilitanden und trägt dazu bei, ihn zu überzeugen, zu stärken und für die einzelnen Rehabilitationsmaßnahmen zu motivieren.

**Teambesprechungen:** Die Intensität und die Art der einzelnen Therapien muß der Behinderungsart sowie der psychischen, geistigen und körperlichen Leistungsfähigkeit des Patienten angepaßt werden. Hat ein Patient, gemessen an seiner Behinderung, folgendes Therapieprogramm nötig: Physiotherapie 2mal täglich, Selbsthilfetraining am Morgen, funktionelle Ergotherapie 1- bis 2mal täglich, Sprachtherapie 1- bis 2mal täglich, so muß kritisch beurteilt werden, ob ihm ein solches Programm zumutbar ist. Wenn nicht, muß im Team besprochen werden, welche Art von Therapie für den momentanen Behinderungs- und Erholungszustand die wichtigste ist und welche Therapie reduziert werden kann. Das gesamte Tages- und Therapieprogramm muß also der momentanen Belastbarkeit des Rehabilitanden angepaßt werden.

Sicher müssen immer wieder einzelne Teammitglieder, die an der Rehabilitation eines Patienten beteiligt sind, Kontakte aufnehmen und die Berührungspunkte, die sich aus ihrer Tätigkeit ergeben, besprechen; von Zeit zu Zeit ist jedoch eine Besprechung aller, die an der Wiedereingliederung eines Patienten beteiligt sind, unerläßlich.

Dabei können die einzelnen Teile des Therapieprogramms gut aufeinander abgestimmt und gemeinsam Behandlungsnah- und -fernziele, Behandlungsintensität und Behandlungsdauer festgelegt werden.

So wird aus den zahlreichen Einzelbehandlungen eine Gesamtbehandlung entstehen, die einheitlich ist und alle Rehabilitationsmöglichkeiten voll ausschöpft.

# III. Behandlungsgrundlagen nach Bobath

Es gibt verschiedene Methoden, Hemiplegiker zu behandeln; jede hat ihre spezifischen theoretischen Grundlagen. Die Behandlungstechniken werden jeweils so entwickelt, wie die Probleme des Patienten von den Schöpfern der Methode gesehen werden.

Von der Art und Weise, wie K. und B. Bobath die Behinderung eines Hemiplegikers betrachten und behandeln, bin ich beeindruckt und von ihrer Wirksamkeit überzeugt, so daß ich diese Behandlungsweise seit Jahren zum Fundament meiner therapeutischen Arbeit gemacht und sie auch als Basis für diese Therapiebeschreibung gewählt habe.

Es ist mir unmöglich, die eigentliche Therapieform, wie sie vom Ehepaar Bobath entwickelt wurde, hier schriftlich zu vermitteln. In dem 1980 erschienenen Buch *Die Hemiplegie Erwachsener* von Bertha Bobath findet man eine umfassende Beschreibung der Behandlung.

Für die Leser, denen diese Behandlungsweise ganz fremd ist, sei nur kurz erklärt, was unter dem Bobath-Konzept zu verstehen ist:

K. Bobath ist Neurologe, seine Frau Physiotherapeutin. Sie leben in London. Nach dem 2. Weltkrieg haben sie eine Behandlungsmethode für Patienten mit zerebralen Bewegungsstörungen entwickelt. Weltweit ist diese Behandlungsart bekannt für Kinder mit Zerebralparese und erwachsene Hemiplegiker.

Obwohl die therapeutische Ausführung der Behandlungsmethode beim Kind und Erwachsenen variiert, bauen die Behandlungsprinzipien teilweise auf der gleichen Basis auf.

Nicht die Kompensationsförderung der gesunden Körperseite eines Halbseitengelähmten hat diese Behandlungsweise zum Ziel, sondern sie strebt durch Verbesserungen der hemiplegischen Seite eine Körper- und Bewegungssymmetrie an.

Bei dieser Behandlungsart werden die pathologischen Haltungs- und Bewegungsmuster gehemmt und auf diese Weise der spastische Muskeltonus reduziert. Normale Bewegungsabläufe können nun erleichtert, d.h. gebahnt werden. Diese werden zunächst unter der Leitung des Therapeuten willkürlich ausgeführt und durch Wiederholung automatisiert.

Der Patient kennt nur die abnormen Haltungen und Bewegungen, in denen er sich mühsam mit mehr oder weniger starker Spastizität bewegt. Man kann keine normalen Bewegungsmuster auf abnormalen aufbauen. Deshalb ist deren Hemmung so außerordentlich wichtig. Wenn man das Pathologische der Haltungen, der Bewegungen und des Muskeltonus „hemmt" oder auch „inhibiert", so ist dies nicht gleichzusetzen mit „locker" oder „schlaff"; sondern inhibieren heißt: Vorbereitung für die Fazilitation, also für die Ermöglichung von Bewegungen.

Es ist wichtig, daß dem Hemiplegiker während der Behandlung das Gefühl für normale Muskelspannung, normale Haltung und normale Bewegung gegeben wird. Auf diese Weise werden ihm wieder normale sensomotorische Erfahrungen vermittelt.

Um dies zu erreichen, wählt man spasmushemmende Haltungen und Bewegungen.

Mit Manipulationstechniken führt und leitet zunächst die Therapeutin die Bewegungen des Patienten und verhindert ein Zurückfallen in die abnormen Muster, bis der Patient die Kontrolle selbst übernehmen kann. Diese Bewegungsmuster sollten mit der Zeit unbewußt ausgeführt werden.

Der ganze Körper wird in die Behandlung miteinbezogen. Begonnen wird meist proximal, d.h. mit Kopf, Rumpf, Schultern und der Hüfte. Dies ist wichtig, weil vor allem von proximal die Spastizität der distalen Körperteile beeinflußt und reduziert werden kann.

Die inhibierenden Haltungen sind nicht statisch. Es sind Ausgangsstellungen, aus denen aktiv bewegt wird.

Die sensorischen Störungen werden bei Bobath mitberücksichtigt. Man spricht vom „sensorischen Feedback". Damit ist der Wirkungskreislauf von ZNS und Peripherie gemeint.

Die Behandlung kann nicht standardisiert werden. Therapeuten müssen für jeden Hemiplegiker eine individuelle Therapie aufbauen, denn jeder Patient ist andersartig behindert. Es sollte ein Regelkreis zwischen Patient und Therapeut entstehen (beobachten – fühlen – korrigieren – ausführen).

Somit ist die Bobath-Therapie keine fixe Methode, sondern eine Therapieart, mit der versucht wird, die individuellen Schwierigkeiten jedes einzelnen Hemiplegikers zu überwinden.

Die Behandlungsweise nach Bobath, welche eine physiotherapeutische Behandlungsart ist, kann nach meinen Erfahrungen im Gegensatz zu anderen Behandlungsmethoden sehr gut in die Ergotherapie übernommen werden, da die Methode normale Bewegungsabläufe des täglichen Lebens zum Ziele hat.

Im Bobath-Konzept wird der normale Bewegungsablauf bei alltäglichen Aktivitäten angestrebt. Somit entsteht ein angepaßtes Behandlungskonzept, das die Lebensweise eines Menschen im 24-h-Rhythmus berücksichtigt. Dies schließt die Aktivitäten des Tages und verschiedenste Beschäftigungsarten ein.

Mit dieser Behandlungsweise ist die Möglichkeit gegeben, die Zusammenarbeit zwischen Therapeuten und dem Pflegebereich zu verbessern, vorausgesetzt, daß in allen Fachbereichen die Behandlungsweise nach Bobath als Fundament dient.

# IV. Die motorischen Probleme des Hemiplegikers und ihre therapeutische Beeinflussung

## A. Motorische Probleme

Alle Ergotherapeuten, die mit Hemiplegikern arbeiten, kennen mehr oder weniger deren typische Haltungen und Bewegungen. Hier wird jedoch nochmals im einzelnen auf die motorischen Probleme eingegangen, um eine gemeinsame Basis für die Überlegung geeigneter Therapievorschläge und -ziele zu bekommen.

Die veränderte Motorik ist durch das teilweise Wegfallen der zentralen Steuerung bedingt. Sie zeigt sich in unterschiedlichen pathologischen Symptomen. Diese manifestieren sich in verschiedener Stärke und Ausprägung. Nicht jeder Hemiplegiker weist alle diese typischen motorischen Probleme auf. Die verschiedenen Ausfälle wirken leider auch gegenseitig negativ aufeinander und verursachen dadurch erneute Probleme. Zum Bewegungsverlust gesellen sich oft noch sensible Störungen. Trotz der Unterschiede in Behinderungsart und -grad sind bei den meisten hemiplegischen Patienten ähnliche Faktoren hinsichtlich Statik und Motorik zu beobachten, die das Ausführen normaler Bewegungen stören.

Diese einigermaßen typischen abnormen Merkmale werden im folgenden in einzelne Punkte gegliedert. Die Aufgliederung soll lediglich helfen, die komplexe Art der Behinderung besser zu erfassen. Bei der Behandlung des Patienten müssen wir die hier getrennt beschriebenen motorischen Probleme jedoch als ein Problemgeflecht sehen. Zudem ist es selbstverständlich und wichtig, den Patienten als Einheit zu betrachten und zu behandeln.

Wir müssen beim Halbseitengelähmten beobachten, wieweit seine Körperhaltungen und Bewegungen von denen eines gesunden Menschen abweichen. Außerdem ist es wichtig, die noch erhaltenen gesunden Bewegungsreaktionen zu fördern sowie abnorme Haltungen und Bewegungen zu erkennen und sie durch die Behandlung zu beeinflussen.

## B. Therapeutische Beeinflussung

Die physio- sowie die ergotherapeutische Behandlung eines Hemiplegikers bestand früher vor allem im Kompensationstraining. Dem Patienten wurde beigebracht, die verlorengegangenen Funktionen der behinderten Seite mit der gesunden Seite zu kompensieren.

Beispiele:
– Beim frühzeitigen Gehen mit einem Stock wurde nur die gesunde Seite belastet.
– In der Ergotherapie wurde reines Einhändertraining durchgeführt.

Diese Behandlungsweise steht im Widerspruch zur heute angewandten Therapiemethode, denn mit dem Ignorieren der hemiplegischen Seite wurde das gesamte pathologische Bild des Patienten noch verstärkt. Die Fortschritte in der Rehabilitation der Hemiplegiker kamen bei dieser Art von Therapie schnell zum Stillstand.

Im Gegensatz zu früher fördern wir heute nicht in erster Linie die gesunde Seite, sondern, *um wieder symmetrische Haltungen und Bewegungen zu erlangen, wird das pathologische Bild, die „Hemiplegie", therapeutisch be-*

*einflußt.* Wir wollen die motorischen Probleme hemmen und abschwächen, um so die Fähigkeiten jedes Rehabilitanden bestmöglich zu erhöhen.

## C. Gegenüberstellung verschiedener motorischer Probleme und der entsprechenden therapeutischen Beeinflussung

Als Fundament für die gezielte ergotherapeutische Behandlungsplanung werden jeweils häufig zu beobachtende Probleme beschrieben. Jedem einzelnen motorischen Problem werden dann Vorschläge für entsprechende therapeutische Beeinflussungen gegenübergestellt (Tabelle 1).
Erst die Erkenntnis der tatsächlichen motorischen Probleme gibt uns die Möglichkeit, diese gezielt therapeutisch zu beeinflussen.

**Tabelle 1.** Übersicht über motorische Probleme und ihre therapeutische Beeinflussung

| Motorische Probleme | Therapeutische Beeinflussung |
|---|---|
| 1. Zweiteilung; Vernachlässigung der hemiplegischen Seite | Orientierung zur hemiplegischen Seite |
| 2. Asymmetrie; mangelndes Gleichgewicht | Symmetrische Körperhaltung; Sitzbalancetraining |
| 3. Gestörte Steuerung der Motorik | Ermöglichen von normalem Bewegungsverhalten |
| 4. Massenbewegungen | Selektive Arm- und Handfunktionen |
| 5. Fehlende automatische Reaktionen | Anbahnung automatischer Reaktionen |
| 6. Fehlende Koordination beider Hände | Gebrauchsfähige Koordination beider Hände |
| 7. Sensibilitätsstörungen | Ermöglichen taktilkinästhetischer Wahrnehmung |

## 1. Zweiteilung und Vernachlässigung der hemiplegischen Seite versus Orientierung zur hemiplegischen Seite

### Problem

Der Hemiplegiker besteht plötzlich aus 2 Körperhälften, die er unterschiedlich empfindet und die nicht mehr zusammenspielen. Von der betroffenen Seite laufen falsche oder keine Informationen zentralwärts, und an die Peripherie werden ungeordnete oder keine Impulse gesendet. Die verschieden funktionierenden Körperhälften bilden keine harmonische Ganzheit mehr, sondern beeinflussen sich oft wechselseitig negativ.
Die Patienten sind verunsichert und orientieren sich zur gesunden Seite hin. Kommen noch sensorische Störungen hinzu, wird die kranke Seite ganz vernachlässigt oder sie existiert im Bewußtsein des Patienten überhaupt nicht mehr. (Motorik und Sensorik sind überhaupt sehr eng miteinander verbunden, wie dies noch unter 7. und in Kap. VIII genauer beschrieben wird).
Die sensiblen Wahrnehmungen der einen Körperseite entsprechen nicht den Wahrnehmungen der anderen Seite. Durch das verschiedenartige Empfinden der beiden Körperhälften ist das Zusammenspiel derselben verlorengegangen. Der Kontakt mit der betroffenen Seite ist stark vermindert. Durch diese plötzliche, totale Veränderung ist der Patient oft verunsichert; er kann nicht auf frühere Erfahrungen zurückgreifen und hat Angst zu fallen. Manche Hemiplegiker überschätzen aber auch ihre körperlichen Fähigkeiten und fallen, weil sie sich zuviel zutrauen.

Beispiele:
– Bei Gleichgewichtsreaktionen auf der gesunden Seite fehlen die reaktionsfähigen Bewegungen auf der Gegenseite.
– Die passive, behinderte Seite erzwingt eine vermehrte Aktivität und erhöhte Beanspruchung der gesunden Körperhälfte. Und dieser vermehrte Einsatz der gesunden Seite vermehrt die Spastizität der behinderten Seite durch assoziierte Reaktio-

nen. (Letztgenanntes wird unter 3. genauer beschrieben).

Tätigsein ist ein Schwerpunkt der Ergotherapie und auch ein wichtiger Bestandteil des täglichen Lebens. Unkontrolliertes Tätigsein wird das pathologische Behinderungsbild dieser Patienten noch verstärken, es wird die Einseitigkeit von Bewegungsabläufen vermehren und die Vernachlässigung der hemiplegischen Seite eher fördern als hemmen. Das bedeutet, daß ein Einhändertraining dieses hier beschriebene erste motorische Problem noch verstärken könnte.

*Das Vorhandensein von 2 Körperseiten, die sich ganz verschieden verhalten, bringt die speziellen Probleme des Hemiplegikers mit sich.* Diese Zweiseitigkeit ist afunktionell, besonders dann, wenn die beiden Seiten gegen- statt miteinander arbeiten.

Die Zweiteilung des menschlichen Körpers mit der Vernachlässigung der hemiplegischen Seite ist der mehr oder weniger stark ausgeprägte gemeinsame Störfaktor aller Patienten dieser Behinderungsgruppe.

**Therapie**

Die *Stimulation zur hemiplegischen Seite,* korrekte *Lagerungen* und *bilaterales Arbeiten* sollen dazu beitragen, die Einheit von rechter und linker Körperseite wiederherzustellen oder sie bestmöglich zu beeinflussen.

**Stimulation der hemiplegischen Seite:** Um die vernachlässigte hemiplegische Seite dem Patienten wieder bewußt werden zu lassen, muß er von dieser Seite stimuliert werden. Die Stimuli können visueller, akustischer oder auch taktil-kinästhetischer Art sein. Das beginnt mit der geeigneten Bettwahl innerhalb eines Patientenzimmers (Abb. 1).

Durch eine angepaßte Zimmergestaltung kommt die Mehrzahl der Umweltstimulationen von der geschädigten Seite auf den Patienten zu. Da ist der Nachttisch mit den persönlichen Dingen, zu denen er sich häufig hinwendet. Der Kontakt zu den Mitpatienten findet über die behinderte Seite statt. Auch das Pflegepersonal und Besucher gehen von der hemiplegischen Seite zum Pa-

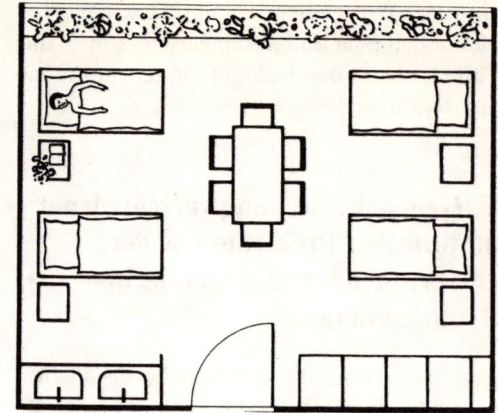

**Abb. 1.** Geeigneter Standort des Betts für Patient mit Hemiplegie rechts

tienten. Die täglichen Aktivitäten im Raum und die sich x-mal am Tage öffnende Zimmertür sind ebenfalls Stimulationen, die es dem Hemiplegiker ermöglichen, sich zu seiner behinderten Seite hin zu orientieren.

**Lagerungen:** Nicht nur während der Therapiestunden sondern auch tagsüber ist eine gute Lagerung des hemiplegischen Arms von größter Wichtigkeit.

Die obere Extremität soll im Gesichtsfeld des Patienten gelagert werden, damit sie visuell kontrolliert werden kann. Setzt sich der Hemiplegiker an einen Tisch, sollte der paretische Arm nie unter, sondern immer *auf* dem Tisch liegen, und zwar der ganze Unterarm. Das Heraufholen des Arms besorgt jedoch nicht eine Hilfsperson, sondern immer der Patient selbst. Eine solche Lagerung soll den fremd gewordenen Körperteil ins Bewußtsein zurückbringen.

Auch in der Sprachtherapie oder auf der Station, z.B. während des Essens, gehört der paretische Arm immer *auf* den Tisch.

**Bilaterales Arbeiten:** Bei auffälliger Vernachlässigung der hemiplegischen Seite handelt es sich meist um Patienten mit einer vollständigen Lähmung, sei sie nun schlaff oder spastisch; es besteht also keinerlei kontrollierte Funktion auf der betroffenen Seite. In diesem Behinderungsstadium eignen sich in erster Linie bilaterale Betätigungen, die mit den gefalteten oder zur Abwechslung auch mit flach auf dem Tisch rutschenden Händen ausgeführt werden können.

In der Frühbehandlung müssen wir den Patienten auf seine hemiplegische Seite aufmerksam machen, damit es wieder zu einer Einheit der rechten und linken Körperhälfte kommt.

Es bestehen besonders gute Aussichten bei geringem sensorischem Ausfall.

Die bilateralen Tätigkeiten während der Therapiestunden tragen dazu bei, die Zwei·teilung des Patienten zu beeinflussen und ihm seine paretische Seite wieder bewußter zu machen.

Trotz aller Orientierung zur hemiplegischen Seite, muß man selbstverständlich zulassen, daß die gesunde Hand zum Selbsthilfetraining und auch zu anderen Aktivitäten eingesetzt wird, jedoch nie ohne Berücksichtigung der behinderten Seite.

Dem Pflegepersonal sollten wir Anweisungen geben, daß Hemiplegiker nicht nur Gesicht und Hals, sondern auch von Anfang an den plegischen Arm selbst waschen und abtrocknen können; schon dann, wenn sie noch bettlägrig und noch unfähig sind, den gesunden Arm zu waschen.

Diese frühen Aktivitäten haben ebenfalls wieder zum Ziel, dem Patienten seine vergessene Seite bewußter zu machen.

Hilft die Krankenschwester beim Ankleiden, was vor der Durchführung eines Selbsthilfetrainings ja das Normale ist, so sollte nicht die Schwester, sondern der Patient selbst seinen plegischen Arm mit Hilfe der gesunden Hand in das geöffnete Ärmelloch stecken.

Die Gefahr besteht, daß alle Aktivitäten, wie z. B. das Drehen von Rückenlage in Seitenlage oder Bauchlage, das Aufsitzen, Stehen und Gehen mit den automatischen Reaktionen der gesunden Seite eingeleitet werden, da die Reaktionen der betroffenen Seite fehlen. *Mit dieser kompensierten Überaktivität der gesunden Seite werden keinerlei Bewegungen der befallenen Seite angebahnt.* Beim Aufsitzen stützt sich der Patient nur auf den gesunden, jedoch nicht auf den betroffenen Arm und auf die Hand; er belastet sein Bein so wenig wie möglich, so daß alles Gewicht auf der gesunden Seite liegt.

*Diese Überaktivität der gesunden Seite muß gebremst und gehemmt werden, um der behinderten Seite die Möglichkeit der Aktivierung zu geben.*

Dies erreichen wir zunächst durch eine ausgeglichene symmetrische Gewichtsverteilung im Liegen, Sitzen, Stehen und Gehen. Dabei soll das Gewicht auch auf die betroffene Seite gebracht werden, damit automatische Reaktionen, wie die des Aufstützens, angebahnt werden können.

Erst wenn diese Gewichtsverlagerung, beispielsweise im Sitzen, einigermaßen beherrscht wird, können die Funktionen des Arms durch Bewegungen des Rumpfs und des Schultergürtels angebahnt werden.

Die Bewegungen des Beins benötigen die proximale Kontrolle von Becken und Hüfte.

Wir müssen dem Patienten dazu verhelfen, seine betroffene Seite so früh und vielfältig wie nur irgend möglich wieder miteinzusetzen. Er soll z. B. einen Teil seines Körpergewichts auf seine betroffene Seite verlagern, damit es von dieser aktiv getragen wird; oder wir bereiten die notwendige Streckung von Arm und Hand vor, damit ein Aufstützen auf den Arm möglich wird.

Die angebahnte Stützfunktion kann praktisch ausgenutzt werden beim Aufsitzen, Aufstehen und bei verschiedenen Tätigkeiten, bei denen sie zur Halte- und Fixierfunktion wird.

## 2. Asymmetrie und mangelndes Gleichgewicht versus symmetrische Körperhaltung und Sitzbalancetraining

### Problem

Durch die vollständige Orientierung zur gesunden Seite und durch die veränderte Wahrnehmung der betroffenen Seite hat sich die Mittellinie des Körpers verschoben. Als Folge der spastischen Lähmung kommt es zur *Asymmetrie* der Körperhaltung.

Körperteile, die nicht normal empfunden werden, werden auch nicht normal gebraucht; – so wird die plegische Körperhälfte im Sitzen und Stehen nicht aktiv belastet.

Verschiedene Formen der Körperasymmetrie können beim *Sitzen* entstehen:

– Wenn das meiste Körpergewicht passiv über der hemiplegischen Seite hängt – was häufig im schlaffen Stadium der Lähmung zu beobachten ist – ergibt sich eine Konvexität zur betroffenen Seite.

– Oft sitzt oder steht der Halbseitengelähmte aber auch vermehrt auf seiner gesunden Seite. Durch die Gewichtsverlagerung zu dieser Körperhälfte wird die Seite dann verlängert. Dies hat eine Entlastung und Verkürzung der spastisch gelähmten Seite zur Folge. Dabei nähern sich Becken und Schultergürtel auf der betroffenen Seite (Abb. 2, vgl. auch Abb. 6 a).

– Ähnlich wirkt es sich aus, wenn die mehr oder weniger stark ausgeprägte Unstabilität von Rumpf und Hüfte so kompensiert wird, daß der Patient sein Körpergewicht passiv einsetzt, um im Gleichgewicht zu bleiben.

Um im Sitzen nicht auf die gesunde Seite zu fallen, (davor haben die Patienten anfänglich oft mehr Angst als auf die behinderte Seite zu fallen) werden Oberkörper und Kopf zur kranken Seite geneigt.

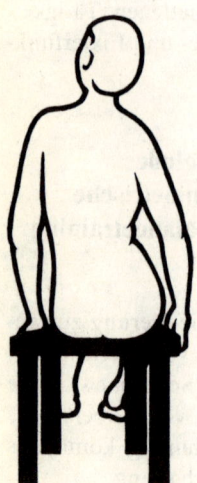

**Abb. 2.** Asymmetrie von Rumpf, Hals und Kopf mit ungleichmäßiger Gewichtsverteilung

Nicht selten verursachen die asymmetrischen Haltungen mit der Zeit Rückenbeschwerden.

Zur kompensatorischen oder spastischen Neigung des Kopfs wird meist noch das Gesicht zur gesunden Seite gedreht. Weil damit der Blick zur gesunden Körperseite ausgerichtet ist, sagt man: „der Hirngeschädigte blickt zu seinem Nekroseherd".

Der hemiplegische Patient hat dadurch seine behinderte Seite nicht mehr unter Augenkontrolle und kann sie auch vorstellungsmäßig ganz „aus den Augen verlieren".

Es ist wichtig zu wissen, daß beim Hemiplegiker nicht nur Arm und Bein betroffen sind, sondern die ganze Seite mit Kopf, Hals und Rumpf.

Die betroffene Rumpfhäfte wird meist zurückgedreht. Der Patient steht oder bewegt sich sozusagen schräg im Raum; die gesunde Seite voraus; die behinderte wird nachgezogen.

Die Haltungsanomalien von Kopf, Hals, Schultergürtel und Becken beeinflussen die Funktionsmöglichkeiten der Extremitäten negativ.

Bedingt durch die Asymmetrie und das daraus resultierende funktionelle Verhalten kann die Körpervorstellung verändert und der Kontakt zur Umwelt und zu den Mitmenschen gestört sein. Daß eine solche asymmetrische Haltung einen Menschen *aus dem Gleichgewicht* bringt, braucht wohl nicht näher erläutert zu werden. Im Sitzen und Stehen besteht die ständige Gefahr des Umkippens.

Obwohl das Analysieren sowie Behandeln von Stehen und Gehen mehr in den Aufgabenbereich der Physiotherapeuten gehört, sollten wir Ergotherapeuten auch einiges darüber wissen, damit wir die Bemühungen der Physiotherapeuten unterstützen können; beispielsweise, wenn stehend gearbeitet wird oder wenn kurze Strecken zurückzulegen sind.

Beim *stehenden* Patienten ist auffällig, daß nur die gesunde Seite richtig belastet wird. Es kommt zur Zunahme der Extensionsspastizität auf der gelähmten Seite mit resultierendem Verlust der Balance.

Beim *Gehen* unterscheidet man die Funktionen der Standbeinphase und die der Spielbeinphase.

Wird das hemiplegische Bein zum *Standbein,* verhindert meist die Extensionsspastizität eine angepaßte Gewichtsübernahme. Wird die Ferse des spastischen Spitzfußes auf den Boden gebracht, ist ein Genu recurvatum als Folge kaum noch vermeidbar. Durch die scheinbare Verlängerung dieses Beins wird die Hüfte (Bekcne) zurückgedreht.

Das resultierende ungenügende Gleichgewicht auf dem Standbein zwingt den Patienten zu einem schnellen Schritt des gesunden Beins.

Die Unsicherheiten in der *Standbeinphase* erlauben somit jeweils nur eine kurze Belastung des behinderten Beins und nur schnelle Schritte des gesunden Beins, damit die behinderte Seite sofort wieder entlastet werden kann (Abb. 3a).

In der *Spielbeinphase* wird das extendierte plegische Bein meist mit Zirkumduktion nach vorne gebracht, da die selektiven Beuge- und Streckbewegungen in der unteren Extremität gestört sind (Abb. 3b).

Das Hochziehen dieser Beckenseite, verbunden mit der Depression der Schulter, bewirkt eine Rumpfverkürzung auf derselben Seite.

Ist eine Körperhälfte verkürzt, so resultiert daraus eine Beeinträchtigung der Rumpfrotation. Diese Drehung zwischen Becken und Schultergürtel benötigen wir jedoch beim Gehen, um das Gleichgewicht immer wieder neu zurückzugewinnen.

Da der Armschwung beim Gehen aus der Rumpfrotation entsteht, ist aufgrund der zumindest einseitig fehlenden Drehung auch das natürliche Schwingen der Arme beeinträchtigt.

Das typische Bild der Asymmetrie, das mangelnde Gleichgewicht und die ungleichen Schritte verstärken sich meist noch beim schnellen Gehen, sowie beim Gehen auf unebenem Boden.

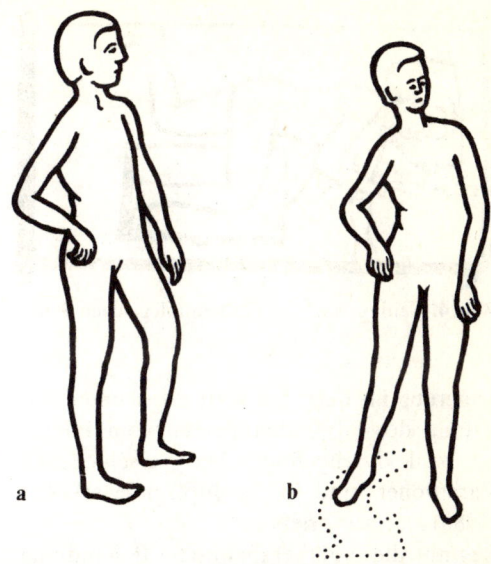

**Abb. 3a u. b.** Asymmetrie beim Gehen in der Stand- (**a**) und Spielbeinphase (**b**)

Den differenzierten Vorgang des Gehens formuliert das Ehepaar Bobath sehr treffend: „Das Gehen ist ein ständiges Verlieren und Wiederzurückgewinnen des Gleichgewichts".

Die beschriebenen pathologischen asymmetrischen Haltungs- und Bewegungsmuster zeigen deutlich, daß es einem Halbseitengelähmten nicht möglich ist, ein annähernd normales Gleichgewicht im Sitzen, Stehen und Gehen zu haben.

Der Patient, der mit all seinen Aktivitäten zur gesunden Seite hin orientiert ist, begünstigt damit leider die Entwicklung von spastischen Mustern auf der behinderten Seite und nimmt ihr gleichzeitig die Chance, in normale Haltungs- und Gleichgewichtsreaktionen miteinbezogen zu werden.

**Therapie**

Die Asymmetrie kann zu einem großen Teil verhindert werden, wenn schon in der Frühbehandlung eine kombinierte Therapie der gesunden und der kranken Seite durchgeführt wird, z. B. durch Gewichtsverlagerungen und Gleichgewichtsübungen in Form eines Zusammenspiels zwischen der behinderten und der gesunden Seite.

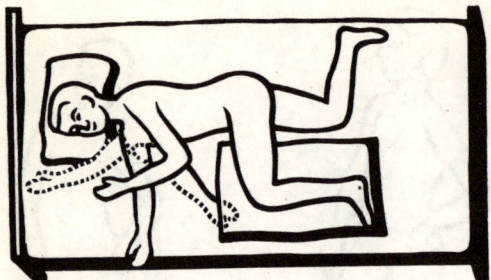

**Abb. 4.** Seitlagerung auf der hemiplegischen Seite

**Lagerung im Bett:** Sie wird meist unter Anleitung der Physiotherapeuten vom Pflegepersonal durchgeführt. Die verschiedenen Variationen sind im Hemiplegie-Merkblatt (1980) klar beschrieben.

Beginnt die ergotherapeutische Behandlung zu einem Zeitpunkt, zu dem der Patient noch nicht mobilisiert wird, also noch nicht aufsitzen und das Bett noch nicht verlassen darf, sind bei genügender Belastbarkeit Betätigungen mit bilateralen Armbewegungen in der Rückenlage angezeigt.

Zur ersten Kontaktaufnahme oder zur allgemeinen Aktivierung des noch bettlägrigen Patienten eignet sich auch die therapeutische Lagerung auf der hemiplegischen Seite (Abb. 4).

Das Bett wird dabei flach gestellt. Ein dickes Kissen unter dem Kopf verhindert die Seitneigung des Kopfes zur hemiplegischen Seite. Der Rücken kann mit einem aufgerollten Kissen gestützt werden. Die betroffene Schulter wird nach vorne geholt, der

Arm gestreckt und supiniert und mindestens im rechten Winkel zum Körper gelagert. Kann der Patient die Armstellung so nicht beibehalten, können Hand und Vorderarm mit einer gepolsterten Stuhllehne gehalten werden. Und als Kompromiß können die Fingerspitzen unter das Kissen gelegt werden, auf welchem das gesunde Bein gelagert ist.

Beim paretischen Bein ist die Hüfte gestreckt, das Knie gebeugt.

Diese Lagerung auf der plegischen Seite hat sich für einfache ergotherapeutische Tätigkeiten im Bett als besonders geeignet erwiesen. Vorteile:

- Großer freier Bewegungsradius der gesunden Hand,
- Stimulierung der Sensibilität durch die Belastung der paretischen Seite,
- Ausschaltung von spastizitätsbedingten Fehlhaltungen und Vermeiden von assoziierten Reaktionen.

**Korrektes Sitzen:** Sobald der Rehabilitand soweit mobilisiert ist, daß er mehrere Stunden am Tag sitzend verbringt, müssen wir darum bemüht sein, die typische Asymmetrie des Hemiplegikers in dieser Position zu beeinflussen. Das richtige Sitzen auf einem Stuhl oder im Rollstuhl nicht nur während, sondern auch außerhalb der Therapie ist von großer Wichtigkeit.

Stuhl und Rollstuhl für einen Hemiplegiker sollten eine waagrechte Sitzfläche und im rechten Winkel dazu eine senkrechte Rük-

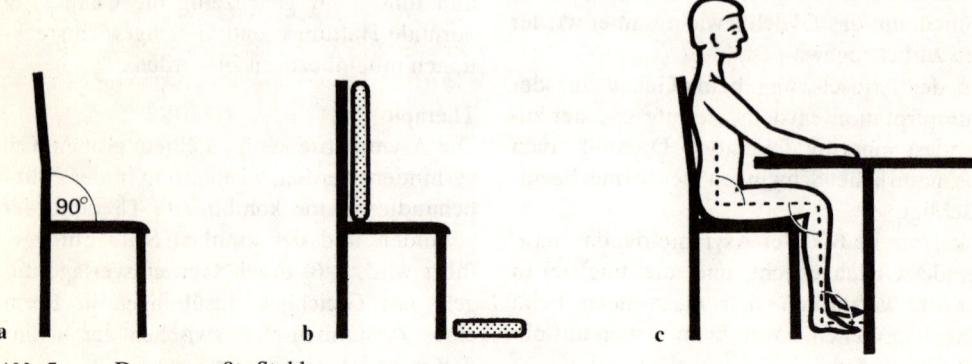

**Abb. 5 a–c.** Der angepaßte Stuhl

kenlehne haben (Abb. 5a); Stühle mit wannenförmigen Sitzschalen sind ungeeignet.

Die Tiefe der Sitzfläche und die Sitzhöhe müssen der Größe des Patienten angepaßt werden, das heißt, hat jemand sehr kurze Oberschenkel, verkürzt man die Sitzfläche mit einem Harten Rückenkissen; können die Füße nicht aufgestellt werden, gibt man einen Fußschemel oder verkürzt die Fußstützen am Rollstuhl (Abb. 5b).

Die Patienten müssen lernen, das Becken genügend zu flektieren und das Bein nicht von sich zu strecken. Hüft-, Knie- und Sprunggelenk sollten alle rechte Winkel bilden, damit kein Streckspasmus in der unteren Extremität entsteht. Das Gesäß sollte auf der Sitzfläche möglichst weit hinten sein, denn wer nur auf dem vorderen Teil des Stuhls sitzt und sich dann anlehnt, hängt mit seinem Rücken durch (Abb. 5c).

Weiterhin sollten wir darauf achten, daß der Patient weder zu weit nach rechts noch zu weit nach links, sondern in der Mitte der Sitzfläche sitzt und dabei beide Beckenhälften gleichmäßig belastet.

Wenn nötig muß dem Patienten von uns das Gefühl für eine symmetrische Sitzhaltung gegeben werden. Diese muß während der Therapiestunde immer wieder zurückgewonnen werden, falls sie verlorengegangen ist, bis der Patient sie selbst kontrollieren kann.

Es ist auf symmetrische Kopf-, Hals- und Rumpfhaltung zu achten. In der Körperachse darf es keine Verdrehung geben. Vor allem sollte die hemiplegische Schulter nicht zurückgezogen werden.

*Achtung!* Hemiplegische Patienten rollen ihr betroffenes Bein oft nach außen (mit Abduktion und Außenrotation), was sich später auch beim Gehen in der Zirkumduktion wieder zeigt. Mit dieser unerwünschten Fehlstellung des Oberschenkels und dem resultierenden schräg stehenden Unterschenkel kommt es leicht zum Umkippen des Fußes (Abb. 6a, b).

Mit der Vermeidung von zu starker Abduktion und Außenrotation der Hüfte wird eine *senkrechte Stellung des Unterschenkels angestrebt.*

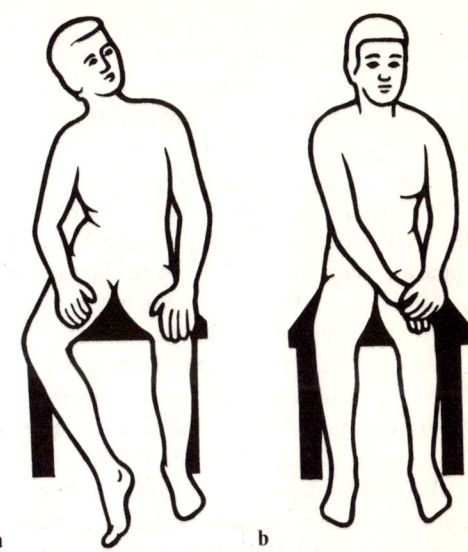

a        b

**Abb. 6. a** Schlechte Beinstellung durch Abduktion und Außenrotation; Fuß kippt um. **b** Korrekte Beinhaltung; Unterschenkel ist im Lot

**Armlagerung:** Die Lagerung des paretischen Arms auf einer Tischplatte wurde schon bei der therapeutischen Beeinflussung unter 1. erwähnt. Sie dient u.a. der Bewußtmachung der paretischen Seite. Die Armlagerung ist im frühen Stadium besonders wichtig, damit eine symmetrische Körper- und Schulterhaltung erzielt wird. Bedenken wir, welch enormes Gewicht ein menschlicher Arm hat, so wird uns klar, wieviel Zug an Sehnen, Muskeln, Nerven und der Gelenkkapsel dieser Schulter hängt.

Das Gewicht des Arms, die Spastizität der Rumpfflexoren und die Depressoren des Schultergürtels können bewirken, daß sich die betroffene Rumpfhälfte verkürzt.

*Um eine Symmetrie im Stamm und im Schultergürtel zu erzielen, müssen wir das ziehende Gewicht des Arms aufheben.* Dies ist möglich durch Auflegen dieser Extremität auf einem Tisch (Abb. 5c). Sitzt der Patient tagsüber hauptsächlich in einem Rollstuhl, und hat er noch eine ausgeprägte Lähmung der oberen Extremität, sollten wir ihm zur Lagerung seines hemiplegischen Arms einen Rollstuhltisch anpassen (Abb. 16 u. 17). Dieser muß unbedingt so groß sein, daß der ganze Unterarm darauf ruhen kann.

17

**Änderung von Gewohnheiten:** Um jeden Menschen herum sind bestimmte Dinge zu einer festen Gewohnheit geworden, ohne daß sie von uns noch bewußt registriert werden; z. B. die Position des Betts im Raum; die Sitzordnung am Eßtisch; der Stammplatz im Therapie- oder Aufenthaltsraum; die Sitzverteilung in bezug auf den Fernsehapparat. Auch sollten wir beobachten: von welcher Seite wird der Patient meistens angesprochen? Von welcher Seite wird ihm das Essen gereicht? Von welcher Seite geben wir ihm in der Therapie sein Arbeitsmaterial?

Wenn eventuelle Einseitigkeiten in diesen Dingen die Asymmetrie des Patienten verstärken und das gesamte motorische Verhalten negativ beeinflussen, sollte man versuchen, diese festen Gewohnheiten zu ändern.

Als Therapeuten muß uns ständig bewußt sein, wie unterschiedlich die Wirkung ist, je nachdem aus welcher Richtung wir auf den Patienten zukommen. Um die pathologische Asymmetrie der Hemiplegiker wirkungsvoll zu beeinflussen, müssen wir evtl. unsere eigene Seitenbevorzugung und somit unseren räumlichen Bezug zum Patienten so verändern, daß dies auf die Behinderung eine therapeutische Wirkung ausübt. Auch die Personen, die den Patienten tagsüber umgeben, sollten diese negative bzw. positive Wirkung kennen.

**Gleichgewicht im Sitzen:** Bekanntlich benötigen wir zum Sitzen nicht nur unser Gesäß als gewichttragende Fläche, vielmehr ist der ganze Körper mitbeteiligt, und zwar aktiv, um eine gute Sitzhaltung zu bewahren bzw. um sie jederzeit wieder zurückgewinnen zu können. Ist das Gleichgewicht im Sitzen nicht gewährleistet, so muß es in der Ergotherapie systematisch mit steigenden Anforderungen, d.h. Gewichtsverlagerungen nach allen Seiten, geübt werden.

In einem ersten Schritt lernt der Patient, von der Rückenlehne wegzukommen, indem er sein Becken und seinen Oberkörper nach vorne bringt (Abb. 7a, s. auch Abb. 13, 22, 23, 25, 32, 36, 72).

Der nächste, schon schwierigere Schritt ist die seitliche Verlagerung des Körpers nach rechts und links, wobei jeweils das Körpergewicht vermehrt auf eine Beckenhälfte verlagert wird.

Den Patienten bereitet oft das Zurückkommen aus der Schrägen in die Senkrechte Schwierigkeiten (Abb. 7b; s. auch Abb. 24). Gelingen die Bewegungen nach vorne und hinten sowie nach rechts und links, so kann man beides miteinander verbinden und Diagonalbewegungen fordern (Abb. 7c).

Die Rotationsbewegungen im Rumpf (Verdrehung des Schultergürtels gegenüber dem Becken) sind in das Sitzbalancetraining mit einzubeziehen (Abb. 7d). Diese Rumpfrotationen sind außerordentlich wichtig, um das Gleichgewicht zu bewahren. Zudem haben diese Drehbewegungen einen positiven Einfluß auf die Bewegungsfunktionen von Rumpf und Extremitäten.

Dies sind:
– Verbesserung der Sitzbalance,
– Verbesserung der verlorengegangenen Körperempfindungen,
– Vorbereitung für kontrolliertes Stehen und Gehen,
– Mobilisation des Schultergürtels zugunsten besserer Armbewegungen.

Durch ausgewählte ergotherapeutische Tätigkeiten kann die Sitzhaltung systematisch gefördert werden. Als Beispiel nehmen wir den Stoffdruck. Stempelkissen und Arbeitsfläche werden von der Therapeutin so plaziert, daß durch die Hin- und Rückbewegungen der gewünschte Bewegungseffekt erzielt wird (s. Abb. 29).

Dies erfordert einen größeren Bewegungsradius mit entsprechenden Haltungsänderungen von Kopf, Hals, Rumpf und den Extremitäten.

Eine gute Sitzbalance ist nicht zuletzt auch Vorbedingung zur Durchführung des Selbsthilfetrainings.

Gleichgewichtsreaktionen in anderen Stellungen als im Sitzen zu üben, ist Aufgabe der Physiotherapeuten, kann aber nach Absprache auch in die Ergotherapie eingebaut werden.

Die *Gehschulung,* die bei jedem Rehabilitan-

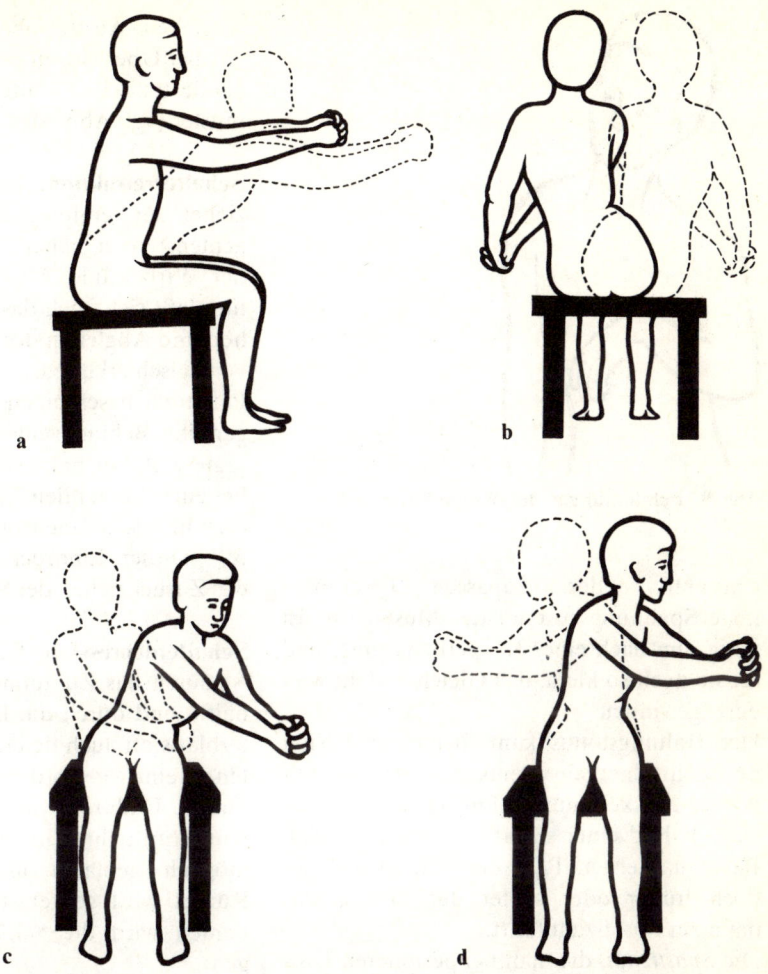

**Abb. 7 a–d.** Training des Gleichgewichts im Sitzen. **a** Vor und zurück. **b** Seitlich nach rechts und links. **c** Diagonalbewegungen. **d** Rumpfrotation

den andere Schwerpunkte haben kann, wird ebenfalls von den Physiotherapeuten durchgeführt. Von ihnen können wir uns Hinweise geben lassen, wie wir bei jedem einzelnen Patienten das Gehen geeignet unterstützen und kontrollieren können.

Folgender wichtiger Hinweis gilt für Ergotherapeuten, Pflegepersonal und Angehörige gleichermaßen: Ein Halbseitengelähmter braucht nicht auf seiner aktiven, gesunden Seite Unterstützung. Wenn Hilfeleistungen nötig sind, immer auf der paretischen Seite. Im übrigen sei auf das Hemiplegie-Merkblatt (1980) verwiesen.

## 3. Gestörte Steuerung der Motorik versus Ermöglichen von normalem Bewegungsverhalten

### Problem

Eine Läsion im *ZNS* führt meist zu einem Ausfall in der Steuerung der Motorik. Dabei wirken die genannten Punkte wechselseitig zusammen.

**Abnormer Haltungstonus:** Der Haltungstonus ist der Muskeltonus, der unsere Muskeln befähigt, Körperstellungen und -haltungen zu bewahren, sowie sich Haltungsänderun-

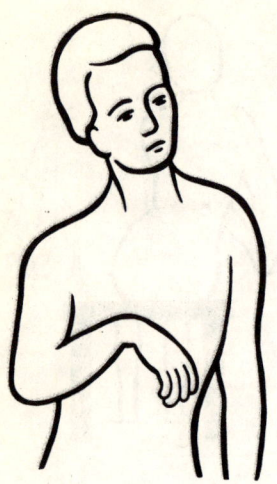

**Abb. 8.** Fehlhaltungen der oberen Extremität

gen aktiv wieder anzupassen. Dieser normale Spannungszustand der Muskulatur ist nötig, um nach einer Körperbewegung, und sei sie noch so klein, das Gleichgewicht wiederzugewinnen.

Der Haltungstonus kann bei einer Läsion des Zentralnervensystems gestört sein. Oft ist der Muskeltonus anfänglich zu tief, was sich im Bild einer schlaffen Lähmung zeigt. Bei den meisten Patienten erhöht sich jedoch früher oder später der Tonus, was dann zur Spastizität führt.

Die *Spastizität,* die man bei peripheren Lähmungen nicht findet, ist typisch für eine zentral bedingte Behinderung. Spasmus ist der vermehrte Spannungszustand der Muskulatur, der bei passiven Bewegungen als Widerstand spürbar ist, und aktive, zielgerichtete Bewegungen erschwert. Nicht alle, und auch nicht nur einzelne Muskeln werden von diesem erhöhten Haltungstonus betroffen. Die Spastizität zeigt eine typische Verteilung auf ganze Muskelketten.

Der abnorme Muskeltonus, sei er nun schlaff oder spastisch, kann die ganze Körperhälfte (Hals, Rumpf und die Extremitäten) befallen.

Meist zeigt die Verteilung der Spastizität ein typisches Behinderungsbild. Wie sich dies im Bereich von Kopf, Rumpf und unterer Extremität auswirkt, wurde unter 2. beschrieben. An der oberen Extremität finden wir bei Überwiegen der Flexorengruppe folgende typischen Haltungs- und Bewegungsmuster (vgl. Abb. 8).

**Schulterretraktion:** Häufig ist das Zurückziehen der hemiplegischen Schulter zu beobachten, dabei nähert sich das Schulterblatt der Wirbelsäule. Mit dieser Schulterretraktion läßt sich auch das konstante Zurückziehen und Abgleiten des hemiplegischen Arms vom Tisch erklären.

Patienten beschreiben durch ihre Äußerungen ihr Behinderungsbild oft sehr gut. So sagte z. B. ein linksseitig paretischer Patient bei einer bilateralen Tätigkeit: „Ich habe das Gefühl, als ob mein linker Arm viel kürzer ist". Dieser Eindruck entsteht eben durch das Zurückziehen der Schulter.

**Schulterdepression:** Die betroffene Schulter ist durch das Zusammenziehen der Rumpfhälfte und durch die Depression des Schulterblatts oft auch tiefer; d. h. die dem Patienten „fremd" gewordene Schulter hängt nach hinten. Dadurch wird das Greifen über die Körpermittellinie hinaus erschwert oder unmöglich gemacht und die Rotation im Rumpf wird gebremst. (Von manchen Patienten wird die Schulter auch hochgezogen).

**Innenrotation und Abduktion im Schultergelenk:** Im Schultergelenk treffen wir meist die Kombination von Innenrotation und Abduktion an; manchmal auch Innenrotation mit Adduktion.

*Ellbogenflexion*
*Pronation im Vorderarm*
*Handgelenkflexion*
*Fingerflexion*
*Daumenadduktion* (eingeschlagen)

Selbst wenn das hier beschriebene Bewegungsverhalten das typische und am häufigsten zu beobachtende ist, können bei jedem Hemiplegiker graduelle Abweichungen und Variationen erkennbar werden.

Kein Hemiplegiker ist genau gleich behindert wie der andere. *Spastizität* erschwert normale Bewegungen oder macht sie ganz unmöglich. Sie ist nichts Konstantes. Sie verändert sich bei anderen Haltungen und Bewegungen. Schon im Sitzen, Stehen und Liegen kann der Muskeltonus ganz verschieden sein. Die momentane psychische Verfassung des Patienten hat ebenfalls einen Einfluß auf den Muskeltonus.

Eine Gradmessung des Spasmus ist folglich nicht möglich; ein genaues Beobachten und Fühlen von der Therapeutin ist jedoch erforderlich, um herauszufinen, welche Haltungen und Bewegungen den Muskeltonus erhöhen und welche ihn herabsetzen und normalisieren.

**Koordinationsstörungen:** Durch zu starke Spannung und Aktivität der einen Muskelgruppen und der dagegen zu geringen Steuerung der Innervation von antagonistischen Gruppen ist das dosierte koordinierte Zusammenspiel von Agonisten und Antagonisten gestört. Hemiparetikern fehlt die Bewegungskoordination.

Im Zusammenhang von Spastizität und Koordinationsstörungen wird auch häufig von einer Störung der „reziproken Innervation" gesprochen. Reziprok bedeutet soviel wie wechselseitig oder aufeinander bezüglich. Unter Innervation versteht man die nervliche Reizzuleitung. Das heißt also: während die Agonisten innerviert werden, erfolgt normalerweise eine gleichzeitige reziproke Hemmung der Antagonisten. Reziproke Innervation ist mit anderen Worten das fein aufeinander abgestimmte Wechselspiel zwischen Erregung und Hemmung der Beuger und Strecker oder der Agonisten und Antagonisten.

Bei einer Schädigung des ersten motorischen Neurons fehlt bei der Kontraktion eines Muskels oder einer Muskelgruppe jedoch die reziproke Entspannung ihrer Antagonisten, bedingt durch den Hypertonus.

**Assoziierte Reaktionen:** Die assoziierten Reaktionen sind Rückwirkungen, die durch Verknüpfungen und Verbindungen von bestimmten Hirnteilen zustandekommen. Unter dem Begriff „assoziierte Reaktion" sind Tonuserhöhungen (oft mit Bewegungsfolgen) zu verstehen, die stereotyp die spastischen Haltungs- und Bewegungsmuster verstärken. Bei der oberen Extremität bewirken assoziierte Reaktionen eine Zunahme der Flexionsspastizität und oft Bewegungen in Richtung Flexionsmuster.

Auslösefaktoren für assoziierte Reaktionen:
– Unsicherheit,
– Anstrengung,
– Aufregung,
– Angst,
– kraftvolle Aktivitäten der gesunden Hand,
– Schmerzen irgendwelcher Art

Die „Bewegungen", die durch assoziierte Reaktionen zustande kommen, sind die Folgen der Spastizitätszunahme und deshalb keine Bewegungen im eigentlichen Sinne, sondern eine pathologische Reaktion.

Für manche Patienten ist es schwer zu verstehen, daß diese assoziierten Reaktionen unerwünscht und somit zu vermeiden sind, denn nach einer schlaffen Phase sind sie glücklich, wenn sich die behinderte Seite wieder etwas bewegt.

Assoziierte Reaktionen dürfen nicht verwechselt werden mit den nicht pathologischen *assoziierten Bewegungen.*

Beispiele von assoziierten Bewegungen:
– Mitbewegungen der Zunge beim Schreiben,
– die Mutter öffnet ihren Mund beim Füttern ihres Kindes,
– die Patienten öffnen oft die gesunde Hand extrem, wenn die hemiplegische Hand etwas loslassen soll.

Die natürlichen assoziierten Mitbewegungen können willkürlich unterbrochen werden. Die pathologischen assoziierten Reaktionen können hingegen nur schwer vom Patienten beeinflußt werden.

Solange sich ein Hemiplegiker noch in einem schlaffen Stadium befindet, besteht keine Gefahr von assoziierten Reaktionen. Erst mit dem Beginn der Spastizität treten sie auf. Erste Anzeichen dafür sind oft beim Husten, Niesen oder Gähnen zu beobachten.

Schlechte Lagerung und pathologische Haltungsmuster, Anstrengungen, Ärger, Angst sowie isoliertes Einhändertraining begünstigen das Auftreten assoziierter Reaktionen. Dies wiederum trägt zur Verschlechterung der gesamten Symptomatik dieses Krankheitsbilds bei mit Zunahme der Spastizität.

### Therapie

**Hemmung der Spastizität:** Von therapeutischer Wichtigkeit ist die Herabsetzung der Spastizität und das Verhindern pathologischer Haltungs- und Bewegungsmuster zur Erlangung eines normalen Muskeltonus. Meist beginnen wir proximal, die Spastizität der oberen Extremität herabzusetzen (zu inhibieren):

Wir veranlassen den Patienten dazu, seine *betroffene Seite zu belasten* (s. Abb. 10). Die aktive, korrekte Belastung der hemiplegischen Seite wirkt spasmushemmend auf Rumpf und Extremitäten und erleichtert somit die weitere Behandlung.

Die *Schultermobilisation* bildet die Grundlage für die Rehabilitation der oberen Extremität. Hierfür wird die Schulter nach vorne oben gebracht. Dies erreicht man durch Griffe am Oberarm oder in der Achselhöhle sowie am medialen Rand des Schulterblatts (Abb. 9).

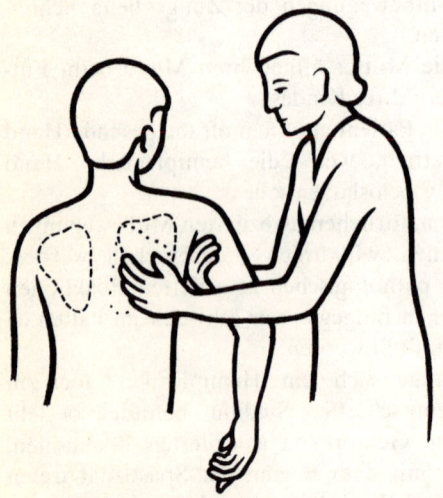

**Abb. 9.** Manuelle Beeinflussung von Spastizität und Fehlhaltungen durch Mobilisation der Schulter

Erst die Mobilisation des Schulterblatts ermöglicht das Kreuzen des Arms vor dem Körper über die Mittellinie hinaus. Mit fixem Schulterblatt kann der Arm auch nicht über die Waagrechte hochgehoben werden.

Die Mobilisation des Schultergürtels ist zudem Voraussetzung, um eine Rotation gegenüber dem Becken zu erreichen. Alle Gleichgewichtsreaktionen und auch das Gehen erfordern eine solche Stammrotation. Somit ist das Mobilisieren der Schulter ein „Schlüsselpunkt" für alle therapeutischen Bemühungen bei der Rehabilitation eines Hemiplegikers.

*Schlüsselpunkte* sind Körperstellen, die auch als Kontrollpunkte bezeichnet werden können. Durch die Lage- oder Stellungsveränderung eines Schlüsselpunkts verändert sich nämlich die Kontrolle über andere Körperteile.

Die wichtigsten Schlüsselpunkte liegen proximal, z.B. Kopf, Hals, Schultergürtel, Rumpf und Hüfte. Durch die therapeutische Veränderung solcher Kontrollpunkte kann man das pathologische Bild und die Spastizität in der Peripherie sozusagen aufschlüsseln, also beeinflussen. Auch mit distal gelegenen Schlüsselpunkten kann man proximal die Spastik reduzieren, z.B. durch die Abduktion des Daumens (s. auch Abb. 18b, c, 31, 35b). Bei der therapeutischen Beeinflussung des pathologischen Haltungs- und Bewegungsmusters der oberen Extremität bringen wir also den „Schlüsselpunkt" Schulter nach vorne oben.

Um auch distal die Spastizität zu inhibieren wird/werden

– der Arm außenrotiert, evtl. abduziert, meist jedoch in Elevation gebracht,
– der Ellbogen extendiert,
– der Vorderarm leicht supiniert,
– das Handgelenk in Dorsalextension gebracht,
– die Finger gestreckt und wenn möglich gespreizt,
– der Daumen abduziert (Abb. 10).

Obwohl diese Art der manuellen Tonusnormalisierung in den Wirkungsbereich der

Physiotherapie greift, müssen auch Ergotherapeuten sie beherrschen. Sie dient als Vorbereitung für das Stützen und für manuelle Tätigkeiten.

Um die Spastizität zu hemmen, muß man sich Zeit und Ruhe nehmen. Man muß dabei sehr langsam vorgehen und hastige Bewegungen vermeiden.

Dieses Vorgehen ermöglicht es einerseits uns Therapeuten, besser zu beobachten und die Muskeltonusveränderung zu fühlen. Andererseits kann der Patient dann die normalen Haltungen besser empfinden und wahrnehmen.

Wird der Hemiplegiker vom ersten Tag an richtig gelagert, in der Physiotherapie nach diesen Prinzipien behandelt und werden die gegebenen Anweisungen vom übrigen Rehabilitationsteam' berücksichtigt, entsteht mit großer Wahrscheinlichkeit bei der Mehrzahl der Patienten kein wesentlicher Spasmus.

Neben der Spasmusminderung gibt es auch Möglichkeiten, einen zu tiefen Muskeltonus durch Stimulation zu erhöhen (z. B. Tapping, Stützen und Stoßen). Damit jedoch keine neue Spastizität entwickelt wird, bedarf es sehr geübter Therapeuten, die dies in speziellen Fortbildungskursen erlernt haben.

**Anbahnung von Bewegungen:** Der normalisierte Muskeltonus ermöglicht die Anbahnung normaler koordinierter Bewegungsabläufe. Pathologische Bewegungsmuster müssen in der Therapie streng vermieden werden.

Betätigt sich der Hemiplegiker unkontrolliert, entwickelt sich sofort wieder Spastizität. Um dies zu vermeiden, wählen wir in der Ergotherapie Bewegungsabläufe, die dem pathologischen Bewegungsmuster entgegenwirken.

Beispiel: Es wäre schlecht, wenn wir einen Hemiplegiker stricken oder sonst eine feinmotorische Tätigkeit in Körpernähe ausführen ließen mit retrahierter Schulter und Flexion aller Gelenke der oberen Extremität. Besser eignen sich Tätigkeiten mit großen Bewegungsabläufen, evtl. verbunden mit Rotationsbewegungen zwischen Becken und Schultergürtel.

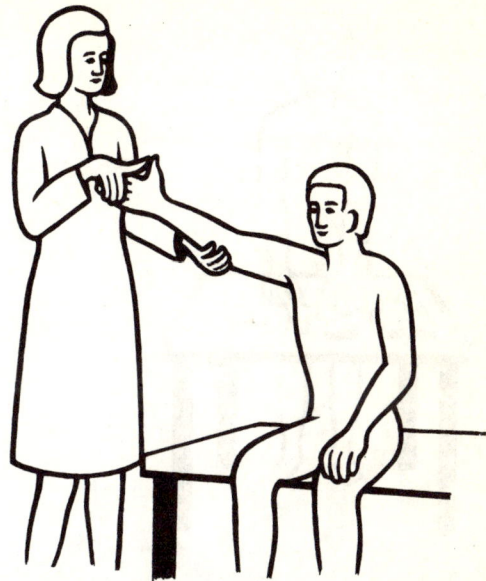

**Abb. 10.** Hemmung des spastischen Haltungsmusters der oberen Extremität; diese Maniplation dient auch als Vorbereitung für eine Stützfunktion

Solange noch Spastizität auf der hemiplegischen Seite besteht, sollten nur grobmotorische Greiffunktionen geübt werden, da zu frühes feines Greifen auch die Spastizität erhöhen kann (wie Stricken und Knüpfen). Die Tätigkeitswahl sollte weiterhin so getroffen werden, daß zwischen Greifen und Loslassen ein Wechselspiel entsteht, daß ein Gegenstand also nicht krampfhaft in der Hand behalten wird. Beim Stoffdrucken sieht das beispielsweise so aus, daß nicht nur mit *einem* Stempel gedruckt wird, sondern mit *zweien* im Wechsel (Abb. 44).

Bei der Behandlung von Hirngeschädigten dürfen wir nicht nur einzelne Muskelfunktionen im Auge behalten, sondern immer die komplexen ganzen Bewegungsabläufe.

**Vermeidung assoziierter Reaktionen:** Das Auftreten assoziierter Reaktionen mit Spasmuserhöhung muß beim Einhänder-, Selbsthilfe- und Haushaltraining sowie in der Aktivierung des Patienten verhindert werden. Dies ist ein wichtiger Grundsatz der Ergotherapie.

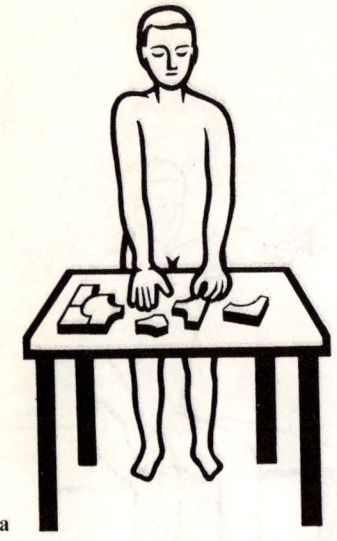

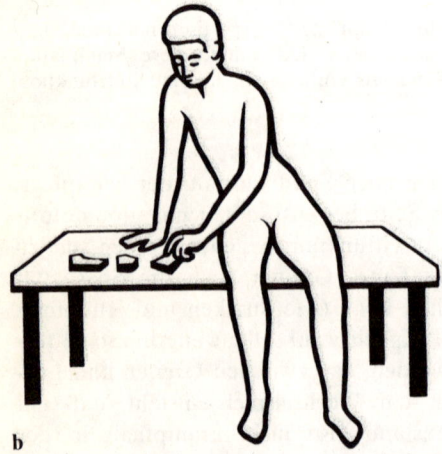

**Abb. 11. a** Stehend stützen vor dem Körper. **b** Seitwärts stützen im Sitzen

– durch bilaterale Tätigkeiten,
– am wirkungsvollsten durch Belastung der hemiplegischen Seite und Stützen auf den paretischen Arm,
– durch Aktivitätshemmung.

Um eine *Stützfunktion* zu üben, muß man beachten, daß der Arm nicht irgendwo neben dem Körper auf einer Unterlage, einem Stuhl, Tisch oder sonstwo ruht, sondern daß dabei tatsächlich ein Teil des Körpergewichts über Arm und Hand verlagert wird.
*Stützen heißt: Gewicht tragen.* Dies erreicht man am ehesten, wenn die Stützhand möglichst nahe beim Tätigkeitsfeld plaziert wird (Abb. 11 a, b).
Mit dem Üben der Stützfunktion erreicht man eine bessere Beachtung und Förderung der vernachlässigten Seite mit einer guten Stimulation der Sensibilität.
Wenn wir nicht sicher sind, ob der Patient tatsächlich Gewicht auf seinem Arm hat, bieten sich folgende Beobachtungsmöglichkeiten an:

– Man legt ein Stück Schaumgummi unter die Handfläche. Erst, wenn dieses zusammengedrückt wird, liegt Gewicht darauf.
– Wie wir aus der Bewegungslehre wissen, verlängern sich aktiv gewichttragende Körperteile. In diesem Falle ist es die Verlängerung der entsprechenden Rumpfhälfte bis zur Elevation im Schultergürtel; wir beobachten, ob dabei die Schulter nach vorne oben kommt.

Nicht das Aufstützen auf einen überstreckten Arm, also sozusagen das Hängen in den Gelenken, soll in unserer Behandlung das Endziel sein, sondern die bewegliche Kontrolle des Arms während der Belastung.
Zur Vermeidung von assoziierten Reaktionen ist neben guter Lagerung, bilateralen Tätigkeiten und Belastung der betroffenen Extremitäten noch die *Aktivitätshemmung* zu nennen.
Durch die dosierte Betätigung der gesunden Hand können pathologische Reaktionen auf der behinderten Seite weitgehend vermieden werden. Das bedeutet, daß wir die Patienten alles langsam und kontrolliert ausführen las-

Schalten wir solch unerwünschte Begleiterscheinungen bei Aktivitäten nicht aus, wird uns Ergotherapeuten mit Recht vorgeworfen: Ihr verschlechtert den Zustand des Patienten, statt ihn zu verbessern! Eine solche Ergotherapie dient bestenfalls zur Beschäftigung des Patienten, kann aber nicht als Therapie bezeichnet werden.
Assoziierte Reaktionen können vermieden werden:

– durch gute Lagerung in spasmushemmenden Ausgangsstellungen,

sen. Schrittweise testen Patient und Therapeut gemeinsam, mit wieviel Anstrengung der gesunde Arm arbeiten darf, damit der paretische dabei entspannt bleibt und nicht spastisch wird.

Hierzu wird der behinderte Arm nach entsprechender Vorbereitung entspannt auf den Tisch gelegt. Diese ideale Lage der Hand wird mit einem Stift umzeichnet. Der Patient wird darauf aufmerksam gemacht, daß die Hand in diesem Feld zu bleiben hat und nicht zurückgezogen werden darf.

Nun werden mit der gesunden Hand zunächst leichtere und allmählich schwerere Bewegungen oder Tätigkeiten ausgeführt. Dabei beobachtet möglichst der Patient selbst, ob die ideale Lage der paretischen Hand beibehalten werden kann. Man läßt z. B. leichte, mittelschwere und dann sehr schwere Dinge hochheben; oder man läßt mit einem kurzen oder langen Faden sticken (unterschiedliches Bewegungsausmaß).

Bei richtiger Dosierung der Aktivität für die gesunde Hand bleibt die paretische in ihrer idealen Ausgangsstellung und wird nicht in ein pathologisches Muster zurückgezogen.

So kann bei einem Einhändertraining (z. B. Haushalttraining) oder einer mehr aktivierenden Ergotherapie die geeignete Technik und Methodik gefunden werden, die keine assoziierten Reaktionen auslöst und die pathologischen Haltungen nicht verstärkt..

Im Rahmen des Selbsthilfetrainings nehmen wir das Beispiel des An- und Auskleidens. Ehe es durch die ausschließliche Aktivität der gesunden Hand zur Spasmuserhöhung auf der anderen Seite kommt, wird vom Therapeuten der paretische Arm in einer günstigen Position gehalten (z. B. wie in Abb. 10). Spürt nun der Therapeut eine Verspannung, so wird der Patient in seiner Aktivität gehemmt. Der Hemiplegiker wird aufgefordert, dasselbe langsamer und gleichzeitig mit geringerer Anstrengung auszuführen.

Allmählich übernimmt der Patient die Kontrolle und Hemmung der assoziierten Reaktionen an Stelle des Therapeuten.

Auch wenn der Patient fähig ist, alles alleine auszuführen, ist ein Selbsthilfetraining aus therapeutischer Sicht noch nicht abgeschlossen. Ergotherapeuten dürfen erst dann befriedigt sein, wenn dabei keine assoziierten Reaktionen auftreten.

Früher wurden uns Ergotherapeuten oft Vorwürfe gemacht, daß wir das pathologische Bild des Hemiplegikers verstärken, indem wir einhändige Tätigkeiten ausführen ließen, also die gesunde Seite aktivierten ohne Berücksichtigung der betroffenen Seite. Mit den heutigen Erkenntnissen sollten die ergotherapeutischen Arbeitsweisen keinen Anlaß mehr zu solchen Vorwürfen geben.

## 4. Massenbewegungen versus selektive Arm- und Handfunktionen

### Problem

Unter Massenbewegungen versteht man ein komplexes Bewegungsverhalten, das so stereotyp ist, daß es durch keinerlei Variation verändert werden kann. So wird der Hirngeschädigte vielleicht eine Extremität in Massenbewegungen von der totalen Flexion in allen Gelenken zur total extendierten Position wechseln. Er kann jedoch nicht ein Gelenk beugen, während er ein benachbartes streckt. Es fehlen die isolierten, selektiven Bewegungen, wie sie das tägliche Leben erfordert – Bewegungsmuster für ausgewählte, voneinander getrennte Bewegungen sind nicht möglich.

Mit solchen Massenbewegungen der unteren Extremität ist kein normales Gehen möglich. Denn ein sicherer Gang erfordert unter anderem die Fähigkeit der Hüftextension bei flektiertem Kniegelenk sowie die der Dorsalflexion des Fußes bei gebeugtem und gestrecktem Knie.

Auch praktische Tätigkeiten können mit totalen Massenbewegungen der oberen Extremität nicht ausgeführt werden. Ist die Schulter vorne, der Arm gestreckt, kann die Hand geöffnet werden. Jedoch ist in dieser Stellung nicht immer ein Faustschluß möglich. Wird jedoch der Arm gebeugt, wird die

Hand zur Faust und kann nicht geöffnet werden.

Eine andere pathologische Massenbewegung der oberen Extremität ist folgende: wenn der Patient versucht, seinen Arm zu heben, benutzt er dazu seine gesamte geschädigte Seite. Oft hebt er dabei den Schultergürtel mit Abduktion und Innenrotation des Arms. Der Arm kann jedoch nicht nach vorne eleviert werden. Der Ellbogen bleibt gebeugt oder wird noch mehr gebeugt. Im Ellbogen ist weder Streckung noch Supination möglich. Handgelenk- oder Fingerbewegungen können in diesem pathologischen Bewegungsmuster nicht ausgeführt werden (Abb. 8).

Selektive Bewegungen sind nicht nur für feinmotorische Tätigkeiten erforderlich. Schon für das Öffnen eines Fensters muß der Arm gehoben werden. Während die Armposition von Schulter- und Ellbogengelenk aus beibehalten wird, und zwar auf der richtigen Höhe, manipuliert und dreht jetzt die Hand am Fenstergriff.

Wirkliche Fingerfertigkeit erlangt ein Pianist auch nur, wenn er imstande ist, sein Handgelenk zu stabilisieren. In beiden Fällen benötigt die freie Manipulation der Hand bzw. der Finger die Fixationsmöglichkeit der proximal gelegenen Gelenke.

Beim Bürsten des Haars dagegen wird mit dem Halten der Bürste distal fixiert, während die mehr proximal gelegenen Gelenke Ellbogen und Schulter die Bewegungen ausführen.

Solche Einzelbewegungen fallen Hemiparetikern oft schwer, weil die Möglichkeit des Fixierens und Stabilisierens in den benachbarten Gelenken nicht vorhanden ist.

Das Fehlen von selektiven, differenzierten Bewegungen in der oberen Extremität wird in der Ergotherapie besonders deutlich, weil es unmöglich ist, praktische Tätigkeiten mit Massenbewegungen auszuführen.

## Therapie

Um distal kontrollierbare Bewegungen zu ermöglichen, müssen proximal die hierfür günstigen Stellungen gehalten werden kön-

nen. So ist z. B. gute Kopfkontrolle und Sitzbalance die Voraussetzung für eine gute Armfunktion. Und erst durch die gesicherten Haltungen und Bewegungen des Arms lassen sich feinmotorische Bewegungen der Hand verwirklichen.

Die Fähigkeit, den erhobenen Arm in verschiedenen Höhen zu fixieren, um dann Ellbogen und Hand unabhängig davon zu bewegen, ist die Grundlage für alltägliche Verrichtungen wie Anziehen, Essen und dergleichen.

In der Therapie müssen wir Massenbewegungen hemmen, auflösen und zerlegen und dafür einen normalen Bewegungsablauf mit selektiven, dosierten Bewegungen anstreben.

Die ergotherapeutischen Techniken sollten so gewählt werden, daß nicht ausschließlich extremes Beugen und Strecken des Arms geübt wird. Während auch isolierte Veränderungen einzelner Gelenke gefordert werden, sollen die benachbarten Gelenke in ihrer Stellung fixiert bleiben.

*Beispiel:* selektive Pro- und Supinationsbewegungen im Vorderarm beim Drehen von Memorykarten (s. Abb. 46 u. 71).

Selektive Bewegungen sind erforderlich, um überhaupt eine Greiffunktion zu erreichen. Was nützt es, wenn nur bei total gestrecktem Arm im Extensionsmuster die Hand geöffnet werden kann, um sie aber schließen zu können, der ganze Arm gebeugt werden muß?

Die therapeutische Alternative ist, daß wir die Greiffunktion in jeder Position des Arms üben, denn diese Fähigkeiten fordert auch das tägliche Leben. Zum Beispiel reicht die Therapeutin die Steine für das Brettspiel von ganz verschiedenen Stellen, von denen der Patient sie ergreifen muß.

Selektive Bewegungen im Handbereich, die individuellen Bewegungen der Finger und des Daumens zur Handhabung kleiner Gegenstände, stellen bereits eine sehr hohe Anforderung an den Rehabilitanden. Wir müssen als Therapeuten darauf bedacht sein, daß wir die Patienten nicht überfordern. Eine Tonuserhöhung wäre die mögliche Folge.

Feine Greifübungen werden zur anfänglichen Erleichterung wenn irgend möglich mit großen Armbewegungen verbunden.

*Therapeuten plazieren die zu einer Beschäftigung gehörenden Gegenstände so im Raum, daß sich der Patient von einer spasmushemmenden Ausgangsstellung in eine andere bewegen muß.* Solche gezielt gewählte Bewegungsabläufe haben einen günstigen Einfluß auf die Feinmotorik der Peripherie.

Ziel der Behandlung sollte sein: möglichst vollständige *Überwindung und Kontrolle der Bewegungsstörung, so daß die distalen Gelenke kontrolliert und isoliert bewegt werden können, unabhängig davon, in welcher Stellung sich die proximalen Gelenke befinden.*

Beherrscht ein Rehabilitand bei normalem Muskeltonus ausgewählte, dosierte, willkürliche Bewegungen mit zunehmenden Variationen, so können darauf die nächsten Behandlungsziele, die automatischen Bewegungen, aufgebaut werden.

## 5. Fehlende automatische Reaktionen versus Anbahnen automatischer Reaktionen

### Problem

Automatische Reaktionen sind höchstentwickelte motorische Funktionen. Zu ihnen gehören u.a.:

– Gleichgewichtsreaktionen in allen Lagen,
– Sprungbereitschaft (auch Stützreaktion genannt).

*Unter Gleichgewichtsreaktion versteht man die Fähigkeit, jederzeit schnell und reaktionsfähig Stabilität wieder zurückzugewinnen, wenn sie durch eine mehr oder weniger ausgeprägte Bewegung des Körpers nicht mehr gewährleistet ist.*

Das statische Verharren in einer Position ist nicht als Gleichgewichtsreaktion zu verstehen. Jede Bewegung kann die Gleichgewichtslage verändern; das neue Gleichgewicht muß durch angepaßte Aktivitätsveränderung im Körper (Tonus, Haltung, Bewegung, Schwerpunkt) wiederhergestellt werden.

Um in solchen Momenten richtig reagieren

zu können, ist eine schnelle *Adaptation des Muskeltonus* erforderlich. Hat die Gewichtsverlagerung nur ein sehr geringes Ausmaß, so findet zur Gleichgewichtserhaltung nur eine Muskeltonusveränderung statt, keine sichtbare Bewegung.

Erst entsprechend große und auch schnelle Veränderungen der Körperhaltung verlangen als Ausgleich *reaktionsfähige Bewegungen* zur Erhaltung des Gleichgewichts.

*Die Stützreaktion ist die Fähigkeit des spontanen Aufstützens mit der offenen Hand bei unerwarteter schneller Veränderung der Körperstellung.*

Gleichgewichtsreaktionen sowie die automatischen Stützreaktionen sind Schutzreaktionen, um nicht zu fallen und um sich nicht zu verletzen.

Diese Reaktionen sind nur bei normalem Muskeltonus und bei guter Motorik möglich. Die automatischen Reaktionen verlangen eine aktive Muskelarbeit des ganzen Körpers. Sie können, da sie meist sehr schnell erfolgen müssen, nicht bewußt ausgeführt, sondern müssen durch die Therapie wieder automatisiert werden.

Patienten mit sehr geringer Behinderung, mit Sensibilitätsstörungen, oder Rehabilitanden, die große Fortschritte erreicht haben, fehlen oft nur noch die automatischen Reaktionen. Die Verlangsamung von Bewegungsabläufen oder Sensibilitätsstörungen können Gründe dafür sein.

### Therapie
**Anbahnung der Gleichgewichtsreaktionen:**
Lassen wir den Hemiparetiker in der Therapie immer nur gezielte Bewegungen auf Kommando ausführen, erreichen wir noch keine automatischen Funktionen. Der Patient muß vielmehr lernen, auf Veränderungen seines Körpers unbewußt, automatisch und schnell zu reagieren.

Die Therapeuten, vor allem die Physiotherapeuten tun dies, indem sie den Patienten bewegen, d.h. unerwartet schieben, schubsen und stoßen. Der Patient muß mit seinen Bewegungen darauf reagieren, damit er das Gleichgewicht wieder gewinnt und sich auch vor einem Sturz oder vor einer Verletzung schützt. Dies muß so oft und so variabel geübt werden, bis es wieder automatisch wird.

In der Ergotherapie ist es noch wichtiger, daß das Gleichgewicht nicht bewußt, sondern *automatisch* immer wieder nach jeder Veränderung der Körperhaltung hergestellt wird, da ja die auszuführende Tätigkeit die Konzentration des Patienten fordert (z. B. beim Selbsthilfetraining).

Je nach Möglichkeit des Rehabilitanden können die Gleichgewichtsreaktionen im Sitzen oder im Stehen durch allmähliche Arbeitsplatzvergrößerung gesteigert werden (s. auch Abb. 24, 27, 28, 29).

**Anbahnung der Stützreaktionen:** Zur Vorbereitung und Anbahnung spontaner Stützreaktionen kann in der Ergotherapie die schon beschriebene Stützfunktion geübt werden. Die automatische Sprungbereitschaft wird jedoch vor allem in der Physiotherapie trainiert.

**Anbahnung der automatischen Bewegungen:** Um bei manuellen Tätigkeiten nicht nur bewußte, sondern auch spontane automatische

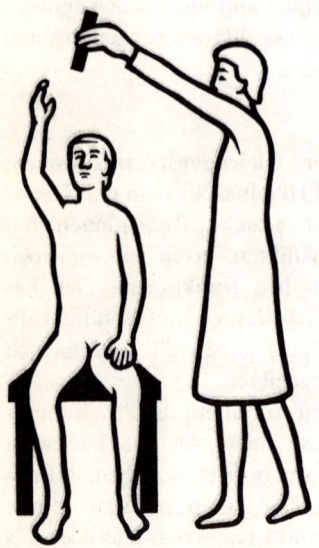

**Abb. 12.** Spielstein wird dem Patienten gereicht

Bewegungen zu erzielen, lehren wir den Patienten in der Therapie nicht Bewegungen, sondern vermitteln ihm das *Gefühl* für Bewegungen. Man muß den Patienten den Unterschied zwischen falscher und richtiger Bewegung spüren lassen und ihm so eine Empfindung für die normale Bewegung geben.

Die gewünschte Richtung einer Bewegung erreichen wir, indem wir den Patienten auffordern: „Holen Sie den Gegenstand von hier, und diesen von dort", und nicht: „Drehen Sie den Schultergürtel! Strecken Sie den Arm! Öffnen Sie die Hand!" usw. Durch das von uns gesetzte Bewegungsziel soll die erwünschte Bewegung automatisiert werden.

*Beispiele:*

– Die Therapeutin hält den zu ergreifenden Spielstein schräg nach oben vor dem Patienten, damit er beim Holen gezwungen ist, mit dem paretischen Arm in Anteversion, Außenrotation, mit extendiertem Ellbogen und in teilweiser Supination zu greifen (Abb. 12).

– Ein Hemiplegiker läßt mühsam Dinge mit flektiertem Ellbogen in ein am Boden stehendes Kistchen fallen. Durch den lauten Aufprall erschrickt der Patient jedesmal, was assoziierte Reaktionen mit Vermehrung der Beugespastizität in der oberen Extremität zur Folge hat.

Ohne daß man dem Patienten nun sagt, er solle den Ellbogen strecken, kommt man zum selben erwünschten Ziel, wenn man ihn auffordert, die Dinge möglichst leise und sachte in das Kistchen gleiten zu lassen.

Man erreicht damit automatisch die gewünschte Bewegung und schaltet auch gleichzeitig die unerwünschten assoziierten Reaktionen aus.

## 6. Fehlende Koordination beider Hände versus gebrauchsfähige Koordination beider Hände

### Problem

Eine Hemiplegie stört die Koordination des ganzen Menschen; deshalb ist auch das feine Zusammenspiel zwischen der einen und der anderen Körperhälfte gestört.

So wie wir im Anfangsstadium die Vernachlässigung der gesamten betroffenen Körperhälfte kennen, finden wir in einer späteren Erholungsphase, wenn schon zweckdienliche Arm- und Handfunktionen vorhanden sind, immer noch eine Vernachlässigung dieser Seite. Die paretische Hand wird bei Tätigkeiten, die eine Bilateralität erfordern, nicht spontan, sondern, wenn überhaupt, zeitlich sehr verlangsamt eingesetzt.

Die Koordinationsstörungen können ursächlich zusammenhängen:

- mit der Vernachlässigung einer Körperhälfte (neglect),
- mit der Verdrehung in der Körperachse und der Schulterretraktion,
- mit einer Hemianopsie,
- mit Sensibilitätsstörungen,
- mit der Tatsache, daß die paretische Extremität nur willkürlich und bewußt für unilaterale Tätigkeiten eingesetzt werden kann, jedoch noch nicht unbewußt automatisch für bilaterale Arbeiten.

Das fehlende Zusammenspiel beider Hände ist noch ein letztes vorhandenes Zeichen der Asymmetrie und der mangelnden Koordination beider Körperhälften.

Auch die Hand-Fuß-, die Hand-Mund-Koordination sowie das differenzierte koordinierende Zusammenspiel zwischen Daumen- und Fingerbewegungen kann gestört sein.

**Therapie**

Wenn wir im Anfangsstadium mit bilateralen und bimanuellen Tätigkeiten Rumpfsymmetrie und die Koordination beider Körperseiten erarbeitet haben, ist das die beste Voraussetzung um in einem Spätstadium das koordinierte Zusammenspiel beider Hände zu erzielen.

Schon früh muß in der Ergotherapie neben unilateralen Aktivitäten mit dem paretischen Arm auch der beidseitige, bimanuelle Gebrauch der Hände langsam voranschreitend in verschiedenen Schwierigkeitsgraden geübt werden.

Anfänglich wird die behinderte Hand nur gewisse Halte- und Stützfunktionen ausführen können, bis in einem späteren Erholungsstadium Greiffunktionen möglich werden. Praktisch heißt das: Anfänglich wird ein Gegenstand, an welchem die gesunde Hand arbeitet, zwar nicht mit einem Sandsack, aber mit dem Gewicht von Hand und Unterarm der plegischen Extremität gehalten. Sobald als möglich wird die sich entwickelnde Stützfunktion zum Halten und Fixieren ausgenutzt, z. B. beim Zerreißen von Papier. Die wiedererlangte Handfunktion kann vielleicht dazu genutzt werden, daß eine Gabel mit verdicktem Griff gehalten wird und somit das Fleisch nicht mehr einhändig, sondern langsam wieder beidhändig geschnitten wird. Die paretische Hand sollte von Anfang an dazu erzogen werden, mit dabei zu sein, wenn die gesunde etwas tut.

Die spätere Koordination beider Hände bei manuellen Tätigkeiten erfordert:

- eine gute Sensorik,
- einen angepaßten Muskeltonus für gut dosierte fließende, wechselseitige Bewegungen,
- die Fähigkeit des spontanen automatischen Gebrauchs beider Hände,
- ein aufeinander abgestimmtes Zusammenspiel beider oberer Extremitäten.

Bei der Auswahl von Tätigkeiten eignen sich vor allem solche, die den Gebrauch beider Hände unerläßlich machen. Dabei ist darauf zu achten, daß nicht nur die gesunde Hand schnell und spontan zum Tätigkeitsfeld kommt. Die andere hinkt mit ihrem Einsatz nämlich gerne nach, was wiederum die Asymmetrie mit den pathologischen Bewegungsmustern begünstigen wird.

Unser therapeutisches Bestreben ist: das gleichzeitige Nachvornebringen beider Hände zur Arbeitsfläche.

Wie dieses Behandlungsziel bei Sensibilitätsstörungen angestrebt werden kann, wird in Abb. 66 gezeigt.

Nicht der bewußte Einsatz der paretischen Hand sollte das Endziel der ergotherapeutischen Bemühungen sein, sondern wir wollen den spontanen automatischen Gebrauch beider Hände erreichen. Erst diese Fähigkeit nutzt dem Patienten im täglichen Leben.

Selbst bei intensivstem Training der paretischen Hand wird man diese selten wieder zur dominierenden ausbilden können. Bei beidhändigen Tätigkeiten verteilen sich die Aufgaben so, daß die gesunde Hand die komplizierteren Funktionen ausführt, während die paretische Hand die einfacheren Halte- und Stützfunktionen übernimmt.

Es ist ein durchaus befriedigendes Behandlungsergebnis, wenn die paretische Hand wieder zu einer gebrauchsfähigen Zweithand wird, die mit der gesunden Hand gut zusammenarbeitet.

## 7. Sensibilitätsstörungen versus Ermöglichen taktil-kinästhetischer Wahrnehmung

### Problem

Warum stehen Sensibilitätsstörungen mit in der Reihe der motorischen Schwierigkeiten des Hemiplegikers?

Die Gründe dafür sind:

- Von den verschiedenartigen Wahrnehmungsstörungen, die ein Hirngeschädigter haben kann, ist die taktile und propriozeptive Perzeptionsstörung, also die gestörte Sensibilitätswahrnehmung, diejenige, die am engsten mit der gestörten Motorik, der Hemiplegie im Zusammenhang steht.
- Sensible Störungen beeinträchtigen die motorischen Funktionen ganz wesentlich. Sensibilitätsstörungen können hemmend wirken auf die Erholung der Bewegungsfunktionen.
- Die gestörte Motorik kann ihrerseits auch die Gefühlsqualitäten verändern. Obwohl ein Patient vielleicht primär keine sensiblen Ausfälle hat, kann die Muskeltonusveränderung bei Spastizität die sensorische Wahrnehmungsfähigkeit in ungünstiger Weise beeinflussen.
- Es gibt auch Patienten, die aufgrund von sensorischen Ausfällen ein scheinbar motorisches Defizit haben.

Dies zeigt uns, wie eng sensomotorische Funktionen im Zentralnervensystem gekoppelt sind und somit auch nicht getrennt besprochen und behandelt werden können.

Die Berücksichtigung der Sensibilitätsstörungen ist ein derart wichtiges Aufgabengebiet der Ergotherapie, daß dieses Thema in Kap. VIII noch ausführlich beschrieben wird.

Zu Beginn der Therapie wird von einem Hemiplegiker nicht nur ein motorischer Status erhoben; parallel zu unseren Beobachtungen wird mit einem Sensibilitätstest das genaue Defizit festgestellt.

Ganz grob können wir die sensiblen Wahrnehmungen in Gruppen einteilen:

- Tiefensensibilität,
- Oberflächensensibilität,
- Stereognosie.

Die *Tiefensensibilitätsstörungen* können die motorischen Funktionen enorm beeinträchtigen. Gibt uns doch die Tiefenperzeption Auskunft über die Bewegungen und Stellungen unserer Extremitäten. Fehlt diese Wahrnehmung, sind zielgerichtete Bewegungen erschwert, und der Patient hat keine Kontrolle darüber, wie er sich bewegt.

Die *Oberflächensensibilitätsstörungen* machen es dem Patienten unmöglich, beispielsweise Berührungsempfindungen zu unterscheiden. Dadurch kann er sich leicht verletzen oder verbrennen.

Eine Beeinträchtigung der Stereognosie – also eine *Astereognosie,* auch Stereoagnosie genannt – ist die Unfähigkeit, Gegenstände taktil zu erkennen. Hierbei muß einerseits die Oberflächenbeschaffenheit des Materials (mit der Oberflächensensibilität) andererseits die Größe und Form eines Gegenstands (mit der Tiefensensibilität) perzipiert werden. Zudem erfordert die Stereognosie noch die Fähigkeit der Verbindung und Koordination der taktilen und kinästhetischen Wahrnehmung, was eine zusätzliche Leistung des *ZNS* bedeutet.

Häufige und auffällige Auswirkungen von Sensibilitätsausfällen:

- Nichtgebrauch dieser Extremität,
- Vernachlässigung der Seite bei ausgeprägten Störungen,

– Verletzungsgefahr,
– Hängenbleiben und Anschlagen von Arm und Hand, weil das Bewegungsausmaß nicht bemessen werden kann,
– Verlieren von Gegenständen aus der betroffenen Hand.

Sensibilitätsstörungen können einen Menschen ebenso behindern wie motorische Ausfälle. Kommen Störungen der Sensibilität und der Motorik zusammen, so stellt dies eine doppelt schwere Behinderung dar.

**Therapie**

Die Planung des Behandlungsaufbaus richtet sich einerseits nach dem Ergebnis eines detaillierten Sensibilitätstests und andererseits auch nach den Beobachtungen, die wir am Patienten machen, wenn er die sensibilitätsgestörte Extremität benützt. Die sensorischen Störungen dürfen nicht allein betrachtet und behandelt werden, denn wir treffen sie ja höchst selten als isolierte Behinderung an; wir müssen sie immer als ein sensomotorisches Problem behandeln.

Im Gegensatz zu Patienten mit Sensibilitätsausfällen infolge peripherer Nervenläsionen können bei einer Schädigung des zentralen Nervensystems bei ein und demselben Patienten die sensorischen Wahrnehmungen sehr verschieden sein. Sie sind abhängig von den Körperstellungen und -bewegungen sowie davon, ob die Spastizität gehemmt oder ungehemmt ist.

Da ein Mensch *nur mit normalem Muskeltonus normal wahrnehmen* kann, müssen wir eine Tonusnormalisierung anstreben als Vorbereitung jeder sensorischen Stimulationsbehandlung.

Das Sensibilitätstraining kann schon in einem frühen Behandlungsstadium zum Teil mit in die funktionellen Übungen einbezogen werden. Jedoch erst in einem Erholungsstadium, in welchem schon gewisse Arm- und Handfunktionen möglich sind, ist es sinnvoll, dieses Training in den Vordergrund der Therapie zu stellen; das motorische Behandlungsziel wird deshalb nicht außer acht gelassen.

Damit ein Rehabilitand während eines sol-chen Trainingsverlaufs wieder sensorische Erfahrungen machen kann, benötigt er eine gewisse Summation von verschiedenartigen Stimulationen. Hierfür wählt man recht unterschiedliche Therapiematerialien, wie harte, weiche, nasse, trockene, glatte und rauhe Gegenstände.

Der Patient wird dazu aufgefordert, die verbesserten Funktionen der Sensibilität auszunutzen und sie gekoppelt mit den anderen wiedererlangten Funktionen in die täglichen Verrichtungen einzubeziehen.

# D. Zusammenfassung

Die sieben hier einzeln beschriebenen motorischen Probleme müssen in der Therapie zusammenhängend gesehen und behandelt werden, zumal sie sich auch gegenseitig beeinflussen.

Wenn wir das Behinderungsbild von Hemiplegikern im beschriebenen Schema betrachten, kann man einerseits völlig normale Bewegungsmuster antreffen, wie sie ein gesunder Mensch hat und andererseits findet man einige oder alle beschriebenen pathologischen Formen in unterschiedlicher Ausprägung.

Der einzelne Rehabilitand wird sich jedoch irgendwo zwischen diesen beiden Extremen befinden. Wir können bei jedem Patienten normales sowie pathologisches Bewegungsverhalten beobachten. In den verschiedenen Verlaufsstadien kann sich eine Annäherung zur normalen oder eine Annäherung zur pathologischen Seite hin entwickeln.

Mit therapeutischer Hilfe sollte jedoch die Annäherung zur pathologischen Seite vermieden und die Annäherung an normale Bewegungsabläufe ermöglicht werden.

Das Ziel unserer Behandlung wird es sein, das klassische und ausgeprägte pathologische Bild des Hemiplegikers gar nicht entstehen zu lassen, also das Endbild zu verhindern, soweit es möglich ist.

Diese Möglichkeit haben wir vor allem, wenn wir schon den frisch erkrankten Patienten behandeln können. Es ist leichter, Prophylaxe zu betreiben, also der Spastizität, den Fehlhaltungen und -bewegungen vorzubeugen bzw. sie gar nicht entstehen zu lassen, so daß sich das pathologische Bild nie recht entwickeln kann. Wesentlich schwerer und mühsamer ist es hingegen, das schon ausgeprägte pathologische Bild therapeutisch zu beeinflussen.

Wenn wir in diesem Kapitel die motorische Behinderung des Hirngeschädigten etwas isoliert betrachtet haben, so geschah dies, um Jungtherapeuten einen besseren Überblick zu ermöglichen. Wir müssen uns selbstverständlich bewußt machen, daß dies eine gewaltsame Aufgliederung unseres vielseitigen Therapieprogramms ist.

Wegen der möglichen gegenseitigen Beeinflussung müssen in der Behandlung und auch schon bei der Befundaufnahme immer alle oder wenigstens mehrere Störungen gleichzeitig berücksichtigt werden; z. B. neben der Motorik die Sensorik, die Hemianopsie, Aphasie und auch die Veränderungen psychischer Art.

Dennoch stelle ich die motorischen Ausfälle von Hirngeschädigten und deren Behand-

lungsmöglichkeiten in den Vordergrund meiner Ausführungen, ist doch diese Behinderung für den Patienten sehr auffällig und hängen manch andere Ausfälle eng mit dieser motorischen Beeinträchtigung zusammen.

Umweltbewußtsein, Körperbewußtsein, die Bewegungen im Raum, der Umgang mit Gegenständen oder Kleidungsstücken sind u. a. alle von einer intakten Motorik abhängig.

Mit der motorischen Behinderung ist die Fähigkeit, Informationen wahrzunehmen, verändert und mitbehindert. Durch diese unzureichende Auseinandersetzung mit der Umwelt lassen sich teilweise die Perzeptionsstörungen erklären.

Weitere motorische Probleme wie Schulterschmerz, Schultersubluxation, Schulter-Hand-Syndrom und Ödeme im Handbereich wirken in der Rehabilitation eines Hemiplegikers enorm bremsend. Es sind nicht primäre Probleme von Hemiplegikern, sondern eher sekundäre, die als Komplikation zur Grundbehinderung noch hinzukommen können, weshalb sie in diesem Rahmen nicht beschrieben werden sollen.

# V. Prüfungsmöglichkeiten der Motorik

Unsere Art, die Funktionen und Ausfälle bei Hemiplegikern zu testen, ist nicht unbedingt identisch mit der Prüfungsweise des Arztes oder mit einem Funktionstest der Physiotherapeuten. Das funktionelle Testen in der Ergotherapie hat, wie später auch das Behandeln, einen praktischen Bezug.

## A. Aufnahmebefund

Wird ein Patient mit einer zentralnervösen Störung der Ergotherapie neu zugewiesen, so können wir nach der Diagnose, z. B. Apoplexie, Contusio cerebri oder Status nach Aneurysmablutung, noch keine gezielte Behandlung planen. Selbst eine Zusatzinformation wie Hemiplegie sagt uns noch nichts über das Ausmaß dieser Behinderung. Selbstverständlich interessiert es uns auch, ob noch weitere Ausfälle die motorische Behinderung beeinträchtigen.
Um uns bei neuen Patienten ein Gesamtbild von der Behinderungsart machen zu können und um zu wissen, ob in erster Linie Motorik, Sensibilität, andere Hirnfunktionen oder

die Unselbständigkeit prüfungs- und behandlungsbedürftig sind, führt man eine *ergotherapeutische Befundaufnahme* durch.
Dabei wird u. a folgendes geprüft:
– Motorik,
– Sensibilität,
– Gesichtsfeld (s. Mumenthaler 1979),
– Praxie (z. B. das Manipulieren mit Gegenständen und Werkzeugen; Entwerfen eines Bewegungsplans),
– räumliche und zeitliche Orientierung,
– Selbständigkeit in alltäglichen Verrichtungen.
Diese Punkte können noch ergänzt werden, denn so vielseitig, wie die Ergotherapie ist, so vielseitig kann auch ihre Befundaufnahme sein. Für die erste Aufnahme genügt eine vereinfachte, grobe Prüfungsweise.
Der Aufnahmebefund gibt uns Auskunft, ob – und in etwa auch in welcher Stärke – der Patient in den verschiedenen Bereichen Störungen hat oder nicht.
Nach der ersten Befundaufnahme können die notwendigen detaillierten Prüfungsweisen der Motorik, Sensibilität, Perzeption oder Selbständigkeit folgen.

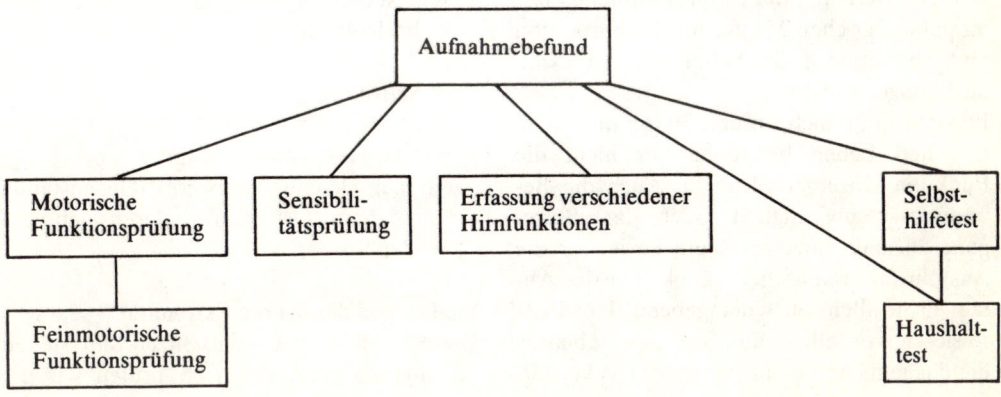

Bewährte *Selbsthilfe- und Haushaltstests* existieren in den meisten Ergotherapieabteilungen.

Für die *Erfassung der Perzeption* und verschiedener Hirnleistungsfunktionen fehlen uns Ergotherapeuten fundierte oder gar standardisierte Tests. Jedoch eignen sich die meisten Therapeuten mit der Zeit wertvolle Beobachtungskriterien an, um wenigstens grob die Fähigkeiten in den Bereichen von Konzentration, Merkfähigkeit, Gedächtnis, Lernfähigkeit, Umstellungsvermögen und räumliches Vorstellungsvermögen zu beurteilen.

Die *Sensibilität* und deren Prüfungsmöglichkeiten werden in Kap. VIII beschrieben.

## B. Motorische Funktionsprüfung

Die Funktionsprüfungen entsprechen den allgemeinen Zielsetzungen der Ergotherapie. Sie sind immer mit der Frage verbunden: wie kann der Patient diese Funktionen im täglichen Leben praktisch ausnützen und anwenden? Wir prüfen z. B. nicht nur das isolierte Beugen und Strecken des Ellbogens, sondern fragen nach der Anwendungsmöglichkeit dieser Bewegungsfunktion: Kann z. B. die Hand zum Mund geführt werden?

Des weiteren interessiert uns, *wie* die Bewegungen ausgeführt werden. Dabei ist es unwichtig, wie kraftvoll eine Bewegung ist, wichtig sind die Koordination und die Qualität des Bewegungsablaufs. Wir fragen uns: Kann der Arm gestreckt und nach vorn gehoben werden, oder ist das Armheben nur im pathologischen Muster mit Innenrotation und Abduktion in der Schulter und Flexion im Ellbogen möglich?

Für den Gebrauch unserer Extremitäten im täglichen Leben benötigen wir nicht die Funktion einzelner Muskeln. Auch die Bewegungsgeschwindigkeit oder das Bewegungsausmaß einzelner Gelenke ist für die Ausführung praktischer Tätigkeiten des Alltags nicht allein ausschlaggebend. Uns interessieren vor allem die Bewegungsabläufe, die das tägliche Leben erfordert, das koordi-

nierte Zusammenspiel ganzer Muskelgruppen.

Bei der motorischen Funktionsprüfung kann im einzelnen folgendes getestet werden:

**Umdrehen und Aufsitzen im Bett**
Dies sind elementare Funktionen, die in der ersten Rehabilitationsphase physiotherapeutisch trainiert werden und eine Basis für das Selbständigwerden bilden.

**Sitzbalance**
– Kann der Patient frei sitzen ohne Rücken- und Seitenlehne? (Dies ist nötig beim Be- und Entkleiden des Oberkörpers.)
– Wird das Gleichgewicht im Sitzen wieder zurückgewonnen, nachdem die nichtparetische Hand vorn die Füße und auf der gesunden Seite den Fußboden berührt hat oder nachdem die Beine übereinandergeschlagen wurden? (Füße bekleiden, etwas vom Boden aufheben.)

**Stehfähigkeit**
– Kann der Hemiplegiker alleine aufstehen?
– Wie ist das Stehen möglich?
   a) Frei alleine?
   b) Mit Unterstützung?
– Kann das Gleichgewicht im Stand behalten (bzw. wieder zurückgewonnen) werden, wenn Kopf, Oberkörper und Arm bewegt werden? (Hose hochziehen, Mantel anziehen, etwas aus einem tiefen oder hohen Schrankfach nehmen.)

**Fortbewegung**
– Wie ist die Fortbewegung möglich?
   a) Im Rollstuhl?
   b) Zu Fuß?
   c) Selbständig?
   d) Mit Hilfe?
– Werden Treppen bewältigt?
– Können leichte (schwere) Gegenstände von einem Ort zum anderen gebracht werden?

**Funktionen der oberen Extremität**
Diese können im Liegen, Sitzen und Stehen verschieden sein. Dennoch prüfen wir die

Armfunktion meist nur in einer Position. Wir wählen dazu die Arbeitshaltung, die auch normalerweise bei den meisten Tätigkeiten eingenommen wird: den freien Sitz. Hat der Patient einen sehr abnormen Muskeltonus, pathologische Haltungs- und Bewegungsmuster, wird dies, ehe getestet wird, zunächst vom Therapeuten gehemmt. Wir wollen ja nicht pathologische Muster im Spasmus prüfen, sondern uns interessiert, was der Patient kann, wenn sein Muskeltonus normalisiert ist. Die Hemmung ausgeprägter Spastizität nimmt zwar eine gewisse Zeit in Anspruch, ist jedoch als Vorbereitung für Tests wie auch für Tätigkeiten nötig. Dies gibt Gelegenheit für ein kontaktförderndes Gespräch zwischen Patient und Therapeut.

Selbst wenn unsere motorischen Prüfungen sich vor allem auf die Funktionen der behinderten oberen Extremität konzentrieren, achten wir dennoch wie auch bei den Behandlungen gleichzeitig auf Kopf, Rumpf und untere Extremitäten.

### Anteversion und Abduktion des gestreckten Arms

Wie weit kann der Arm nach vorne und seitlich hoch gehoben werden ohne Ausweichbewegungen des Oberkörpers oder Schulterretraktion und Innenrotation? (Greifen und Loslassen von Gegenständen vor und neben dem Körper.)

### Handfläche zu verschiedenen Körperteilen führen

– Zum rechten und linken Knie
– Zum Ellbogen des anderen Armes
– Auf die Schulter der Gegenseite
– Zum Mund
– Auf den Kopf
– Zum gegenseitigen Ohr
– Zum Nacken
– Auf den Rücken (es genügt die Berührung des Handrückens in der Lumbalgegend)

Vor allem die Körperpflege und das selbständige Ankleiden erfordern die Anwendung dieser Bewegungen.

### Aufstützen

Das Aufstützen auf Arm und Hand der paretischen Seite kann *sitzend* oder *stehend* geprüft werden. Die Stützfähigkeit nach *hinten* und *seitlich* vom Körper ist von Interesse; im Hinblick auf geplante Tätigkeiten ist es jedoch auch wichtig zu wissen, wie dies *vor* dem Körper ausgeführt werden kann.

Wichtig ist die Fähigkeit der Gewichtsverlagerung auf diese Extremität.

Solange noch keine Greiffunktion besteht, dient die Stützfunktion zum Fixieren von Gegenständen, an welchen mit der gesunden Hand manipuliert wird.

Das Beugen und Strecken im Ellbogen, im Handgelenk und in den Fingern, die Pro- und Supination im Vorderarm und die Oppositionsfähigkeit des Daumens gegenüber den Fingern werden nicht einzeln, sondern in der kombinierten Koordination und der praktischen Anwendung dieser Funktion erfaßt.

### Greifen und Loslassen

1. Dies wird mit Gegenständen, die sich in Größe, Gewicht und Materialbeschaffenheit unterscheiden,
2. in Verbindung mit verschiedensten Armpositionen geprüft.

Zu 1. einige Beispiele:
a) Gummiball von ca. 6 cm Durchmesser,
b) Holzwürfel, ca. $5 \times 5 \times 5$ cm,
c) Rundstab, ca. 10 cm lang und 4 cm Durchmesser,
d) Brettchen, ca. 0,7 cm dick, $7 \times 7$ cm,
e) grobe Schraube,
f) Zündholz,
g) Büroklammer.

Zu 2. einige Beispiele:
a) Vor, neben und hinter dem Körper,
b) mit hängendem Arm,
c) in Taillenhöhe,
d) auf dem Tisch,
e) in Schulterhöhe,
f) über dem Kopf,
g) bei gebeugtem und gestrecktem Arm,
h) in Pro- und Supination.

Wir beobachten dabei
- wie zielsicher der Patient greifen und loslassen kann,
- ob die Greiffunktion mit normalen oder
  pathologischen Bewegungsabläufen von
  Rumpf und Arm verbunden wird,
- ob Ausweich- und Trickbewegungen verwendet werden,
- ob die Gegenstände nur ergriffen werden
  können, wenn sie dem Patienten hingehal-
  ten werden,
- ob sie auch genommen werden können,
  wenn sie lose auf Stuhl, Tisch oder im
  Regal liegen und bei der ersten Berührung wegrollen könnten,
- ob das Greifen eines einzelnen Gegenstands aus der Masse, z. B. aus einem Sack
  oder aus einer Kiste, möglich ist,
- ob das Loslassen verlangsamt ist,
- ob es in gewissen Armpositionen besser
  gelingt, in anderen schlechter.

**Beidhändige Tätigkeiten**
Hier werden die Zusammenarbeit und Ko-
ordination beider Hände geprüft.
- Papier falten und zerreißen. Wird das Pa-
  pier hier mit der flachen Hand, mit der
  Faust oder mit dem Ellbogen fixiert?
- Die zerrissenen Papiere mit einer Büro-
  klammer zusammenheften.
- Ein Schraubglas öffnen und schließen.
  (Durchmesser von Glas und Deckel ca.
  7–8 cm).
- Fleisch schneiden mit Messer und Gabel.
- Orange schälen.
- Eine etwa 1,50 m lange Schnur auf-
  wickeln.
- Schleife binden.
- Flügelschraube auseinander und wieder
  zusammenschrauben (ca. 4 cm lang und
  0,5 mm Durchmesser).
Die Tätigkeiten können beliebig verändert
und ergänzt werden. Bei der Prüfung bima-
nueller Funktionen beobachten wir, welche
Hand dabei die dominante Rolle spielt und
welche die einfacheren Funktionen übernimmt. Auch muß kontrolliert werden, ob
dabei assoziierte Reaktionen auftreten.
Eine motorische Funktionsprüfung kann

und soll nicht streng von der Therapie getrennt werden. Der Test kann ein Teil einer
Behandlung sein. Andererseits kann jede
Funktionsprüfung durch Beobachtungen,
die man bei der späteren Behandlung
macht, ergänzt werden. Die Ergebnisse der
motorischen Funktionsprüfung geben dem
Therapeuten Hinweise für die Behandlungsplanung und zeigen bei Testwiederholungen
die Fortschritte des Patienten.

# C. Feinmotorische Funktionsprüfung

Dieser anspruchsvolle Test wird erst dann
bei Hemiparetikern angewandt, wenn sie in
ihrer Rehabilitation weit fortgeschritten
sind, oder wenn sie von Anfang an nur eine
Behinderung leichten Grades haben.
Zum Vergleich läßt man einhändige Aufgaben auch mit der nichtparetischen Hand
ausführen.

**Fingerfertigkeit**
Die manuelle Geschicklichkeit komplexer
Handfunktionen wird an Aufgaben gemessen, bei denen die kontrollierte und sichere
Gegenüberstellung von Daumen und Fingern erforderlich ist. Die feinmotorische Koordination wird mit praktischen Tätigkeiten
geprüft, wie:
- Wenden, Drehen, Ordnen, Aufsammeln,
  Sortieren, Auswählen, Zählen oder, während mehrere Dinge in der Hand sind,
  einzelne loslassen (Geld, Spielmarken,
  Karten);
- gezieltes Greifen von kleinen Gegenständen (aus einer Mischung von Schrauben,
  Nägeln und Zündhölzern eine Sorte her-
  aussammeln);
- örtlich und zeitlich kontrolliertes und gezieltes Loslassen (etwas stapeln; Werfen
  von Bällen, Vollgummiringen oder Wurf-
  scheiben).

**Bewegungs- und Funktionsgeschwindigkeit**
Dies betrifft vor allem die Prüfung der sog.
Diadochokinese (Fähigkeiten der rasch auf-
einanderfolgenden wechselnden Bewegun-

gen von Agonisten und Antagonisten in ihrer praktischen Anwendung).

- Flüssigkeit in einem Fläschchen durch Pro- und Supinationsbewegungen aufschütteln.
- Klopfen, Schlagen oder Tätscheln mit der ganzen Hand oder nur mit den Fingern, wie beispielsweise beim Klavierspiel.
- Eine bestimmte Anzahl von kleinen Gegenständen (z. B. Kugeln oder Schrauben) einzeln von einem Gefäß in ein anderes räumen, mit Zeitmessung.
- 100 Karten nach Alphabet oder nach Zahlen in eine Kartei einordnen. (Die hierfür benötigte Zeit hängt jedoch nicht allein von den motorischen Fähigkeiten ab.)

### Reaktionsfordernde Bewegungen

Schnelle angepaßte Motorik wird benötigt:
- beim Fangen eines Balls oder eines Wurfrings,
- wenn das Herunterfallen eines Gegenstands verhindert werden soll,
- bei Bewegungen, die zum Schutz und zur Abwehr dienen sollen (z. B. etwas wegstoßen oder sich abstützen).

### Beidhändige Tätigkeiten

Um die feinmotorische Koordination beider Hände zu prüfen, geben die ergotherapeutischen Behandlungen genügend Beobachtungsmöglichkeiten, wie z. B.:
- Schraubbewegungen,
- Aufwickeln,
- Flecht- und Knüpfarbeiten,
- Drahtbiegearbeiten.

Wird bei beidhändigen Tätigkeiten die gesunde Hand sehr aktiv, so erschweren manchmal die dabei auftretenden assoziierten Reaktionen der betroffenen Seite koordinierte Handfertigkeiten.

Bei einer Funktionsprüfung der Feinmotorik interessiert uns nicht nur, ob und wie schnell die einzelnen Funktionen ausgeführt werden können. Bei Aufgaben, die nicht oder nur schlecht erfüllt werden, oder bei schneller Ermüdung suchen wir nach dem Grund. Beispielsweise können pathologische Haltungs- und Bewegungsmuster wie Schulterretraktion oder spastisch bedingte Flexion in Ellbogen und Handgelenk dafür verantwortlich sein.

Treten bei Aktivitäten der oberen Extremitäten assoziierte Reaktionen in der unteren Extremität auf, so scheinen derartige Tätigkeiten für den einzelnen Patienten zu anspruchsvoll zu sein und sind für seine Gesamtrehabilitation zu diesem Zeitpunkt ungeeignet.

Nur bei intakter Sensibilität und normalem Muskeltonus kann ein gutes Resultat der feinmotorischen Funktionsprüfung erzielt werden.

Bei Schneidern, Feinmechanikern, Elektromechanikern und Patienten aus ähnlichen Berufssparten hilft ein gut ausgearbeiteter Funktionstest der Feinmotorik, den geeigneten Zeitpunkt für einen Wiederbeginn der Arbeit mitzubestimmen.

# VI. Behandlungsmöglichkeiten in den verschiedenen Erholungsstadien

Nach dem Erkennen der speziellen motorischen Probleme der Hemiplegie (Kap. IV) und der Überprüfung der gestörten Motorik (Kap. V), sind wir in der Lage, den Behinderungsgrad eines Halbseitengelähmten einzuschätzen.

Mit Hilfe der grundlegenden Behandlungsziele (Kap. III) können wir nun für jeden einzelnen Patienten die konkrete ergotherapeutische Behandlung planen.

Die nach dem Krankheitsbeginn vergangene Zeit sagt noch nichts über den Stand der Erholung aus. Um dennoch eine gewisse Gliederung des Rehabilitationsverlaufs zu erreichen, wird im folgenden die Erholung in 5 Stufen beschrieben:

Stadium 1: Keine Funktion von Arm und Hand

Stadium 2a: Wenig Armfunktion, keine Funktion der Hand

Stadium 2b: Greiffunktion, keine oder wenig Armfunktion

Stadium 3: Armfunktion und grobe Greiffunktion

Stadium 4: Ungenügende Feinmotorik, fehlende Diadochokinese

In jedem dieser Stadien muß evtl. zusätzlich beachtet werden:

- Mehr oder weniger ausgeprägte Spastizität sowie pathologische Haltungen und Bewegungen,
- assoziierte Reaktionen,
- das mangelnde Gleichgewicht im Sitzen, Stehen und Gehen,
- Koordinationsstörungen beider Seiten,
- Sensibilitätsstörungen,
- Hemianopsie,
- andere Hirnfunktionsstörungen.

## A. Stadium 1: Keine Funktion von Arm und Hand

Der Hemiplegiker hat eine totale Plegie der oberen Extremität, diese kann schlaff oder spastisch sein. Es sind noch keinerlei aktive Haltefunktionen oder Bewegungen im paretischen Arm möglich.

Wenn der Patient schon soweit mobilisiert ist, daß er zeitweise im Rollstuhl oder auf einem normalen Stuhl sitzen kann, wird es uns möglich, unsere therapeutischen Bemühungen zu aktivieren.

Ehe wir uns jedoch vermehrt der Rehabilitation der oberen Extremität zuwenden, ist für dieses erste, wie für jedes spätere Erholungsstadium das korrekte Sitzen anzustreben auf dem Bettrand, im Rollstuhl oder auf einem anderen Stuhl.

### 1. Wechseln des Sitzplatzes

Ohne eine therapeutische Korrektur würde ein Hemiplegiker völlig pathologisch mit Überaktivität der gesunden Seite, Vernachlässigung der behinderten Seite und ausgeprägter Asymmetrie aufstehen. Er würde sich mit der gesunden Hand auf den Stuhlrand oder eine Tischkante stützen und sich so hochstemmen, oder sich an einem Gegenstand hochziehen, was das Nachvornebringen und gleichzeitige Verlängern dieser Seite bewirkt. Das hat eine Verkürzung und eine Zurückdrehung der behinderten Seite zur Folge. Das Gewicht würde hauptsächlich vom gesunden Bein getragen.

Wir machen einen großen Fehler, wenn wir zulassen, daß der Hemiplegiker in dieser Weise aufsteht. Die pathologischen Bewegungsschemen werden angeregt, und durch die Anstrengung besteht die Gefahr der Tonuserhöhung (assoziierte Reaktion) auf der geschädigten Seite.

Beim Wechseln vom Bettrand zum Rollstuhl, vom Rollstuhl auf einen normalen Stuhl, beim Selbsthilfetraining und bei der Benutzung der Toilette sollte das Aufstehen und Hinsetzen immer auf gut kontrollierte Weise geschehen, damit die sich ständig wiederholenden Bewegungsabläufe zu einem Teil der gesamten Therapie werden.

Wenn irgend möglich steigt der Hemiplegiker in der Ergotherapie aus dem Rollstuhl aus und sitzt während der Therapiestunden auf einem normalen Stuhl am Tisch. Dieser Platzwechsel ist für den Patienten auch deshalb wichtig, damit er nicht das Gefühl hat, jetzt sein Leben lang auf einen Rollstuhl angewiesen zu sein.

Das erste Training dieser Art führt die Physiotherapie durch, so daß die Patienten das Erlernte bei uns in der Ergotherapie dann anwenden können. Durch unsere Hilfe und Kontrolle geben wir dem Patienten das Gefühl für normale Bewegungen beim Aufstehen und Hinsetzen.

Um ein physiologisches Aufstehen zu erleichtern, lassen wir zunächst den Patienten auf seiner Sitzfläche etwas vorrutschen, indem er abwechselnd durch Gewichtsverlagerung von der einen Gesäßhälfte auf die andere nach vorn rutscht.

Da im Sitzen Schulter und Gesäß der betroffenen Seite gern nach hinten geschoben oder gezogen werden, muß dies vor dem Aufstehen korrigiert werden. Beim Vorrutschen muß also darauf geachtet werden, daß die plegische Körperhälfte mindestens genau so weit nach vorn kommt wie die gesunde Seite, ehe man das Aufstehen einleitet.

Auch die Stellung von Bein und Fuß muß korrekt sein, ehe das Körpergewicht darauf kommt. Auf keinen Fall darf das plegische Bein außenrotiert und gestreckt sein, sondern beide Füße sollten etwa parallel nahe vor dem Stuhl stehen. Wenn der paretische Fuß sogar etwas weiter zurückgestellt wird, erreicht man dadurch eine erwünschte Mehrbelastung auf dieser Extremität.

Um die Körpersymmetrie zu bewahren, werden beide Arme mit gefalteten Händen nach vorne gestreckt und anfänglich noch um den Hals der vor dem Patienten stehenden Hilfsperson gelegt. Aber auch später, wenn der Patient ohne oder mit wenig Hilfe aufstehen kann, wird dieses symmetrische Vorbringen beider Arme weiter beibehalten (Abb. 13).

Unsere Hilfe darf jetzt auf keinen Fall so sein, daß wir den Patienten senkrecht nach oben ziehen, sondern wir verhelfen ihm dazu, seinen Oberkörper nach vorne zu verlagern.

Bei vermehrter Beugung von Hüfte und Knie kommt durch die Vorlage des Ober-

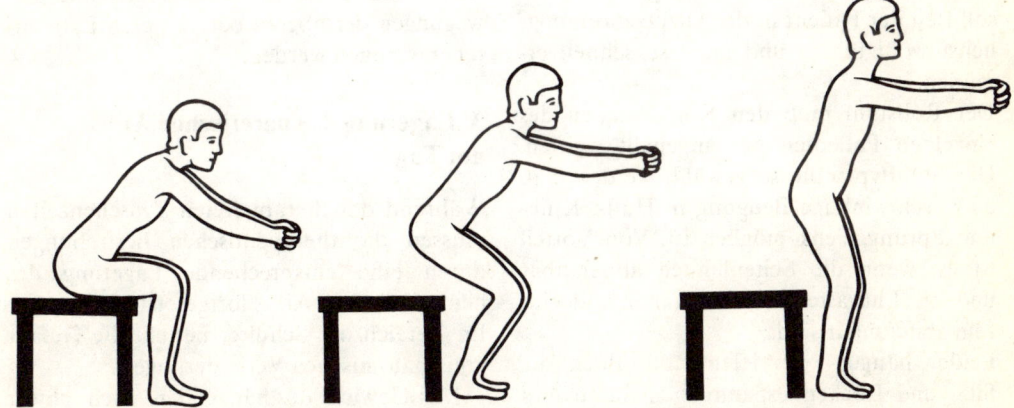

**Abb. 13.** Symmetrisches Aufstehen und Hinsetzen mit gefalteten Händen; Patient hemmt sich selbst

körpers das gesamte Körpergewicht über die Standfläche der Füße; erst dann läßt man den Patienten sich langsam aufrichten.

Die einzelnen Bewegungsphasen sind auch im Hemiplegie-Merkblatt (1980) beschrieben. Ebenfalls wird dort bildlich dargestellt, wie wir Therapeuten bei dieser Hilfeleistung unseren Rücken schonen können.

Den Patienten bringen wir mit dem Zug unseres eigenen Körpers nach vorne. Die Hauptarbeit haben wir dabei mit unseren Beinen zu leisten.

Das Hinsetzen verläuft in umgekehrter Reihenfolge der Bewegungsphasen. Dabei haben wir darauf zu achten, daß der Patient sich nicht wie ein Mehlsack auf die Sitzfläche fallen läßt. Mit Vorlage des Oberkörpers sollte jede Zwischenstellung gehalten werden können, so daß ein langsames, kontrolliertes und somit sachtes Hinsetzen ermöglicht wird.

## 2. Der adaptierte Rollstuhl

Die meisten Hemiplegiker kommen im Verlauf ihrer Rehabilitation wieder zum freien Gehen. Deshalb kann der Rollstuhl im allgemeinen als ein vorübergehendes Transportmittel während der akuten Behandlungsphase betrachtet werden.

Dennoch summieren sich die Stunden, die der Rehabilitand im Rollstuhl verbringt. In dieser Zeit ist ein richtiges Sitzen die Voraussetzung dafür, daß das funktionell Erreichte nicht wieder verloren geht. Zudem soll sich der Patient in der Sitzposition möglichst wohl fühlen und nicht so schnell ermüden.

Der Rollstuhl muß den Körpermaßen des einzelnen Patienten gut angepaßt werden. Der Stuhltyp sollte so gewählt werden, daß eine rechtwinklige Beugung in Hüft-, Knie- und Sprunggelenk möglich ist. Von Vorteil ist es, wenn die Seitenlehnen abnehmbar und die Fußraster ausschwenkbar und einzeln abnehmbar sind.

Leider hängen bei vielen Rollstühlen die Sitz- und Rückenbespannungen durch und ähneln im Extremfall Hängematten. Diese Rundungen begünstigen die Tendenz zur asymmetrischen Sitzhaltung der Patienten. Um eine Symmetrie ohne Verdrehung in der Körperachse zu erreichen und die Retraktion der betroffenen Schulter zu vermeiden, werden feste Sitz- und Rückenkissen in den Rollstuhl gelegt.

Zur Herstellung derselben nimmt man ein Stück Sperrholz, polstert es mit Schaumgummi und überzieht es mit einem abwaschbaren Kunstleder.

Nur wenige Hirngeschädigte können mit den im Handel erhältlichen Rollstühlen mit Einhänderantrieb umgehen. Etwas beweglicheren und geschickteren Hemiplegikern ist es möglich, sich in einem gewöhnlichen Rollstuhl mit der nichtparetischen Hand und bei entfernten Fußstützen mit dem gleichseitigen gesunden Bein fortzubewegen. Damit kleine Patienten mit ihren Füßen auch auf den Boden kommen, muß ein Rollstuhl mit entsprechend geringer Sitzhöhe gewählt werden.

Wenn irgend möglich, sollte zum Erreichen einer geringeren Abhängigkeit das selbständige Fahren angestrebt werden. Wirkt sich die Aktivität der gesunden Seite jedoch negativ auf die behinderte aus (assoziierte Reaktionen, Zunahme der pathologischen Haltungen) sollte auf das selbständige Fahren verzichtet werden. Weder das Rollstuhlfahren noch ein einseitig durchgeführtes Selbsthilfetraining oder das verfrühte unkontrollierte Gehen dürfen auf Kosten von sich verschlechternden Haltungen und Bewegungen der oberen oder unteren Extremität erzwungen werden.

## 3. Lagerung des paretischen Arms am Tag

Während der therapiefreien Zwischenzeiten müssen die therapeutischen Bestrebungen durch eine entsprechende Lagerung des hemiplegischen Arms fortgesetzt werden.

Im Bereich der Schulter besteht die Gefahr von anatomischen Veränderungen:

– Das Gewicht des hängenden, noch schwer plegischen Arms übt einen enormen Zug aus auf Muskeln, Sehnen, Gelenkkapsel und auf den ganzen Schultergürtel. Dies führt manchmal zur Subluxation.

– Die Spastizität im Schulterbereich verteilt sich leider meist so, daß die daraus resultierenden Haltungsveränderungen Schulterschmerzen verursachen.

Ehe wir uns um die Lagerung der paretischen Hand bemühen, muß das Absacken und Zurückziehen der Schulter, die Schulterluxation und der Schulterschmerz therapeutisch beeinflußt werden.

Bei aufrechter Haltung am Tag (Sitz, Stand) ist es manchmal nützlich, wenn die Patienten ein keilförmiges oder rollenartiges Abduktionskissen unter der Achsel tragen. Seine tatsächliche Wirkung muß jedoch kritisch beobachtet werden.

Durch die veränderte Stellung des Humeruskopfs zur Gelenkpfanne bekommen Muskeln und Sehnen einen anderen Verlauf. Die Gelenkkapsel wird in veränderter Weise beansprucht. Der erwünschte Armschwung beim Gehen wird mit dem Abduktionskissen erleichtert.

Vom Tragen einer Armschlinge muß abgeraten werden, da diese nur eine Schulterretraktion, Ellbogen- und Handgelenkflexion begünstigen würde.

Im Frühstadium sollte beim sitzenden Patienten das Gewicht des Arms durch Auflegen des Unterarms auf eine entsprechende Unterlage aufgehoben werden.

Es reicht nicht, den Arm auf die Seitenlehne des Rollstuhls zu legen, da er von dort immer wieder abrutschen kann, was bei eventuellen Sensibilitätsstörungen vom Patienten nicht einmal bemerkt wird.

Durch die Verbreiterung der Armauflage kann das Gewicht des paretischen Arms weitgehend aufgehoben werden. Die seitliche Position dieser Extremität ist jedoch nicht die wirksamste therapeutische Lagerung. Der Schulterretraktion wird so nicht entgegengewirkt. Die verbreiterte Seitenlehne ist zu kurz, um den Ellbogen zu extendieren. Die Nichtbeachtung dieser Seite wird bei der seitlichen Armlagerung nicht beeinflußt, und vor allem hemianopische Patienten

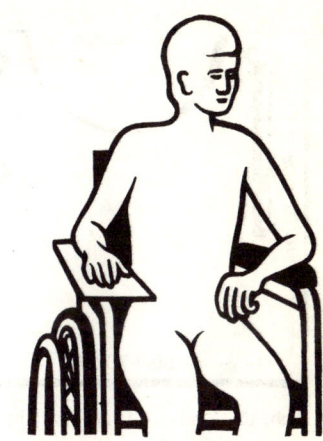

**Abb. 14.** Armlagerung auf verbreiterter Armlehne, jedoch außerhalb des Gesichtsfelds

können ihren Arm „aus den Augen verlieren" (Abb. 14).

Die Lagerung des Unterarms auf einem Hirsekissen, das auf den Oberschenkeln des Patienten liegt, ist unzureichend, vor allem dann, wenn die Hand dabei mit starker Überdehnung der Extensoren herunterhängt (Abb. 15).

Ob ein Hemiplegiker an einem Tisch sitzt oder in einem Rollstuhl, immer sollte mit vorgezogener Schulter und teilweiser Ellbogenextension *der gelähmte Arm mit dem ganzen Unterarm im Gesichtsfeld des Patienten*

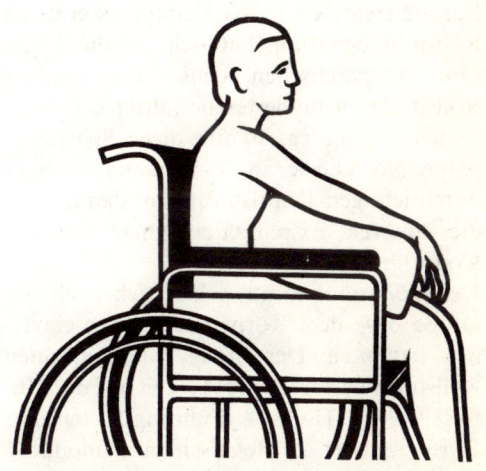

**Abb. 15.** Unzureichende Lagerung des Arms auf einem Kissen

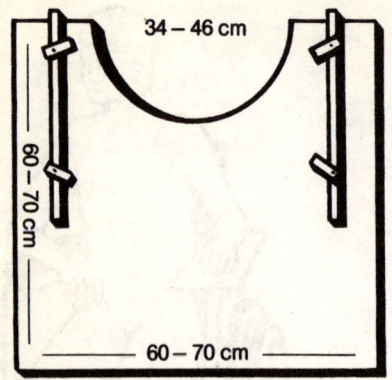

**Abb. 16.** Rollstuhltisch, Ansicht von unten

*auf einem Tisch liegen.* Wenn nur die Hand und ein Teil des Unterarms auf dem Tisch ruhen, besteht die große Gefahr, daß durch den Druck, den der paretische Arm mit seinem Gewicht auf die Tischkante ausübt, der Nervus ulnaris geschädigt wird.

Eine zur Lagerung des Arms dienende Tischplatte darf nicht zu glatt sein, da der Arm sonst leicht wieder aus seiner idealen Position verrutscht oder gar ganz vom Tisch gleitet.

Eine erhöhte Abschlußleiste des Tischs, wie z. B. bei Bettischen, stellt für sensibilitätsgestörte Patienten eine erhöhte Gefahr dar (Dekubitus, periphere Nervenläsion). Die Verwendung von solchen Tischen sollte vermieden werden.

Für die erste Zeit, in der Hemiplegiker einen Rollstuhl benutzen, hat sich für die Lagerung des paretischen Arms ein angepaßter Rollstuhltisch am besten bewährt (Abb. 16).

Material: Eine ca. 10 mm dicke Sperrholzplatte. Noch besser ist die Verwendung einer durchsichtigen Kunststoffplatte, damit auch die unteren Extremitäten unter visueller Kontrolle bleiben.

Der Körperausschnitt richtet sich nach der Größe bzw. dem Körperumfang des einzelnen Patienten. Der Breite jedes einzelnen Rollstuhls entsprechend werden auf der Unterseite des Tischs 2 Führungsleisten aus Hartholz oder 2 Metallschienen montiert. Sie verlaufen an den Außenseiten der Armlehnen und geben so der Tischplatte Halt.

Arretierungshebel, die unter die Seitenlehnen greifen, verhindern das Kippen des Tischs, wenn z. B. ein schweres Mahlzeitentablett darauf gestellt wird. Auch mit Riemen oder Klettenband kann der Tisch am Rollstuhl befestigt werden.

Eine andere Konstruktion, nämlich ein seitlich abschwenkbarer Tisch, hat den Vorteil, daß er zum Aussteigen vom Patienten selbst zur Seite geklappt werden kann.

Der Rollstuhltisch sollte immer mindestens so groß sein, daß Arm und Hand ausgestreckt darauf Platz finden. Die Tischplatte dient dem Patienten gleichzeitig für Tätigkeiten.

Wenn der paretische Arm immer wieder mit retrahierter Schulter zurückgezogen wird, kann auf den Tisch im Bereich der Auflagefläche des Unterarmes eine dünne Schaumgummiplatte aufgeklebt werden (Abb. 17). Das Zurückrutschen wird damit etwas verhindert und so wirken wir prophylaktisch, d.h. wir verhindern den schädlichen Druck auf den Nervus ulnaris durch die Tischkante.

Die Hand kann auch mit einem dickeren Schaumgummistück erhöht gelagert werden (Abb. 17), was bei Ödemen im Handbereich nötig wird.

Es gibt jedoch keine festen Rezepte für die Lagerung. Sie muß jeweils den Bedürfnissen des einzelnen Patienten angepaßt werden.

Der Rollstuhltisch ist für die erste Frühphase sehr nützlich und hilfreich. Jedoch

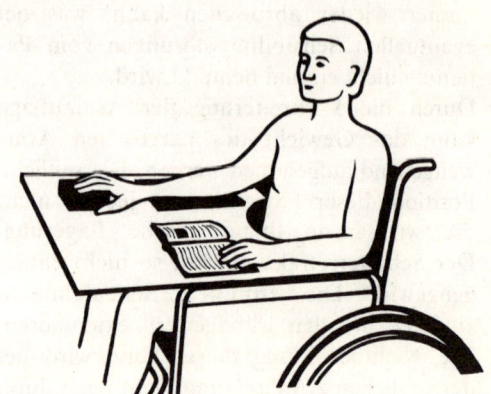

**Abb. 17.** Rollstuhltisch in Benutzung

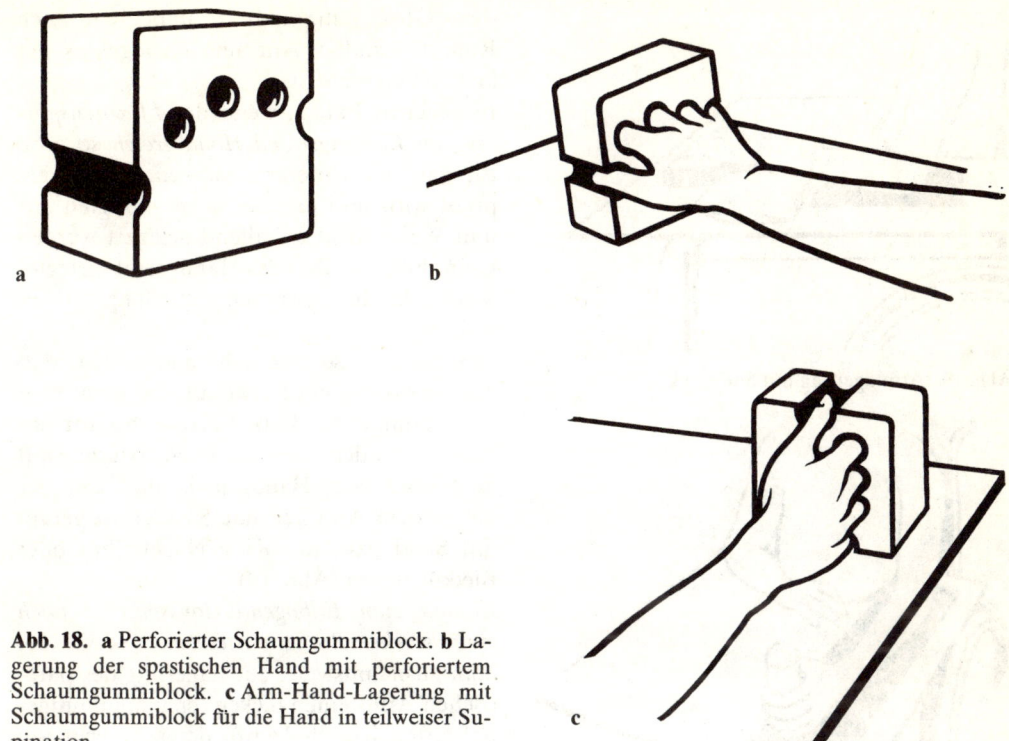

**Abb. 18. a** Perforierter Schaumgummiblock. **b** Lagerung der spastischen Hand mit perforiertem Schaumgummiblock. **c** Arm-Hand-Lagerung mit Schaumgummiblock für die Hand in teilweiser Supination

sollte er so bald wie möglich zunächst stundenweise und schließlich ganz entfernt werden. So soll der Patient zu freiem, aktiven Sitzen angeregt werden und sich auch darin üben, beim Sitzen an einem normalen Tisch den Unterarm auf die Tischplatte zu legen.

Neigt eine Hand dazu, spastisch zu werden, und das ist bei den meisten hemiplegischen Händen früher oder später der Fall, so wird dem Patienten leider fälschlicherweise oft eine Rolle oder ein Ball in die Hand gegeben, die Hand also in eine ungünstige Flexionshaltung gebracht.

Der in Abb. 18a gezeigte perforierte Schaumgummiblock nach Bobath ist in solchen Fällen nützlicher. Auch ist solch eine Adaptation unbedingt einer Schiene vorzuziehen. Der harte Widerstand einer Schiene hat den Nachteil, die Spastizität noch zu stimulieren. Die Bohrlöcher sind im etwa $14 \times 14 \times 6$ cm großen Schaumgummiblock so angeordnet, daß die Finger der spastischen Hand nicht

nur gestreckt, sondern gleichzeitig auch gespreizt werden. Das bewirkt eine optimale Beeinflussung des Beugespasmus. Das Handgelenk hat bei dieser Lagerungsart eine günstige Position (Abb. 18b).

Zur Abwechslung und bei Hemiplegikern, die vor allem eine Pronationstendenz haben, kann der Gummiblock auch gedreht aufgestellt werden, so daß der Vorderarm in eine Mittelstellung mit teilweiser Supination kommt (Abb. 18c). Der abduzierte Daumen liegt dann oben.

Nicht nur auf einem Tisch ist dieser „Schweizer Käse" anwendbar, man kann eine spastische Hand auch im Bett damit lagern. Bei Patienten, die tagsüber stehend oder sitzend einhändig sehr aktiv sind (z. B. Hausfrauen), kann durch das Tragen des Schaumgummiblocks manche assoziierte Reaktion vermindert werden.

Jedoch sollte ein solcher Schaumgummiblock nie isoliert in der Peripherie angewandt wer-

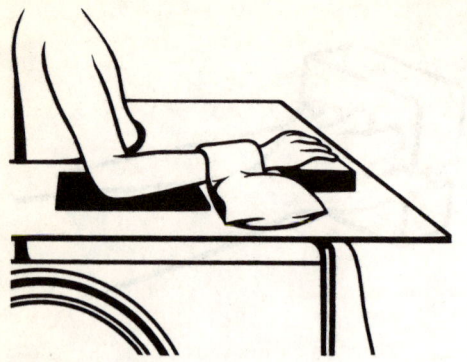

**Abb. 19.** Armlagerung mit Sandsack

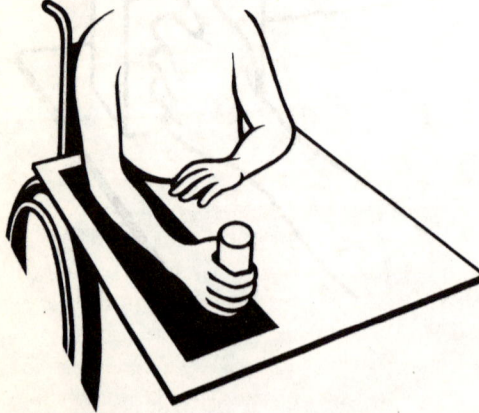

**Abb. 20.** Armlagerung, um der Pronationstendenz entgegenzuwirken

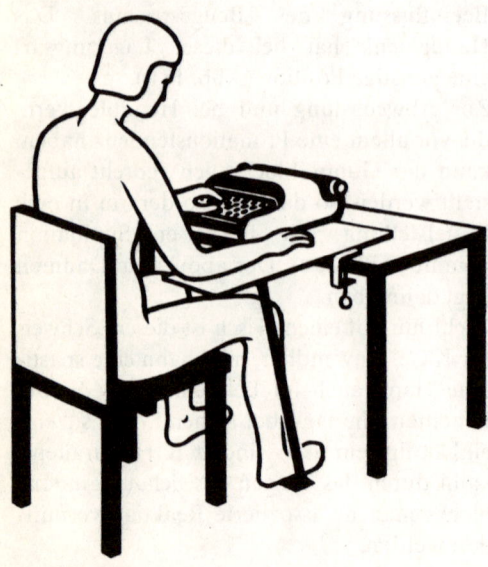

**Abb. 21.** Armlagerung bei Tätigkeit am vorderen Tischrand

den. Gleichzeitig müssen unbedingt auch Rumpf, Schulter, Arm und Handgelenk gut kontrolliert werden.

In seltenen Fällen, wenn der *Flexorenspasmus im Ellbogen- und Handbereich* so groß ist, daß der Unterarm an den Körper gepreßt wird und in einer eben gezeigten Art und Weise nicht anhaltend gelagert werden kann, hilft ein über das Handgelenk gelegter Sandsack, die gewünschte Stellung zu bewahren.

Der Sack ist so abgenäht und gefüllt, daß das Gewicht nicht direkt auf dem Arm liegt – das könnte die Blutzirkulation beeinträchtigen –, sondern der am Tisch fixierte Stoff liegt über dem Handgelenk, und erst der neben dem Arm liegende Sackteil ist gefüllt mit Sand bzw. mit Kies, Nagelschrot oder Bleikügelchen (Abb. 19).

*Kommt zum Ellbogenflexionsspasmus noch eine starke Pronationstendenz,* verwendet man ausnahmsweise zur Lagerung des paretischen Arms einen dicken schaumgummigepolsterten Rundholzgriff, der senkrecht auf der Tischplatte fixiert wird und so den Vorderarm in eine günstige Mittelstellung bringt (Abb. 20).

Diese Lagerung ist jedoch sehr kritisch zu überprüfen, da ein solcher Griff in der Innenhand auch negative, die Flexoren stimulierende Auswirkungen haben kann.

*Am besten ist immer eine normale Lagerung des Arms auf dem Tisch, die der Patient selbst kontrolliert, ohne Fixierung und zusätzliche Hilfsmittel.*

Oft werden einhändige Tätigkeiten am vorderen Rand des Tischs ausgeführt, wie beispielsweise das Schreibmaschinenschreiben. Auf Abb. 21 wird bei einer armbetonten Hemiplegie die Maschine so weit vorgezogen, daß der Umschaltriemen für die Großschreibung vom Fuß bedient werden kann. Dabei sollte der paretische Arm nicht einfach auf dem Schoß ruhen. Er kann auf einem Zusatzbrett gelagert werden, das am Tischrand befestigt wird. Durch die Armlagerung erhält man eine *symmetrische Arbeitshaltung.*

Die verschiedenen Vorschläge zur *Lagerung*

*des paretischen Arms* im Sitzen und Stehen, *während und vor allem außerhalb der Therapiestunden,* sind als statische Behandlungsmaßnahmen zu betrachten. Sie *tragen jedoch erheblich zur Unterstützung der funktionellen Therapie bei und dürfen deshalb nie vernachlässigt werden.*

## 4. Bilaterale Betätigungen

Im ersten Stadium finden wir bei hemiplegischen Rehabilitanden eine total gelähmte obere Extremität. Unsere erste Aufgabe ist es, diese Seite zu mobilisieren, um ihr eine Chance zu geben, wieder funktionstüchtig zu werden.

Es ist oft ein mühsames, Ausdauer erforderndes Training für Patient und Therapeut, bis die zunächst noch geführten Bewegungen allmählich wieder aktiv, und zwar zuerst nur teilweise, dann sukzessive mehr und mehr vom Patienten selbst kontrolliert ausgeführt werden können.

Um die gewünschten Bewegungsfunktionen wiederzuerlangen, wählt man therapeutisch angepaßte Aktivitäten, die sowohl vom Therapeuten als auch vom Patienten selbst mit dem gesunden Arm geführt werden können. Mit der Führung verhindert man die Entwicklung falscher Bewegungsabläufe und gibt dem Patienten *das Gefühl für den jeweiligen Bewegungsablauf.*

Für das Mitführen des behinderten Arms durch den gesunden fordern wir Hemiplegiker auf, die Hände zu falten. *Durch das Ineinanderfädeln der Finger werden diese gespreizt. Das hat eine günstige spasmushemmende Wirkung im Handbereich, ganz besonders, wenn man den Vorderarm gleichzeitig teilweise supiniert, den Ellbogen streckt und die Schulter nach vorne bringt.*

Der Daumen der paretischen Hand darf nicht zwischen den Handflächen eingeklemmt werden, sondern sollte in Abduktion den anderen Daumen überqueren.

Der Patient soll während des ganzen Tages in Abständen immer wieder mit den gefalteten Händen Bewegungsübungen mit dem paretischen Arm ausführen. Meist gibt der Physiotherapeut hierfür Anleitung.

Das bilaterale Arbeiten mit gefalteten Händen hat eine doppelte therapeutische Wirkung: *Hemmung und Bewegungsanbahnung.*

In der Ergotherapie kann mit den gefalteten Händen in spielerischer Anwendung ein Ball über den Tisch dem Partner zugerollt werden. Diese Übung stellt eine anfängliche Erleichterung dar; liegt doch der Arm noch auf dem Tisch auf und die Hände können vor und zurück *geschoben* werden (Abb. 22). Gut ist es, wenn sich dabei der Ellbogen alternierend beugt und streckt bei einigermaßen stabilem Schultergürtel; schlecht ist hingegen, wenn der paretische Arm in Ex-

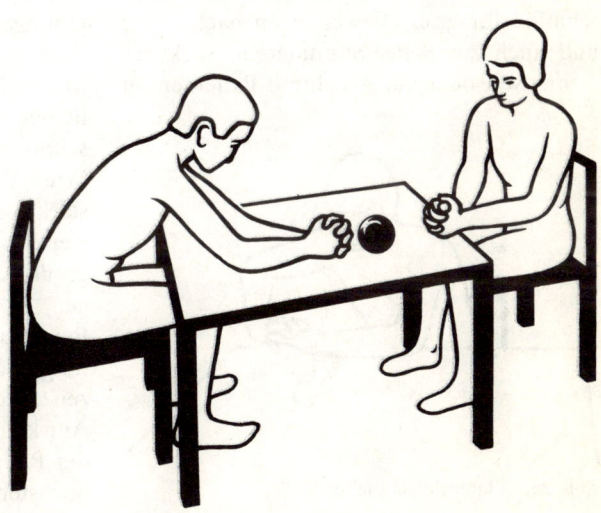

**Abb. 22.** Bilaterales Ballrollen

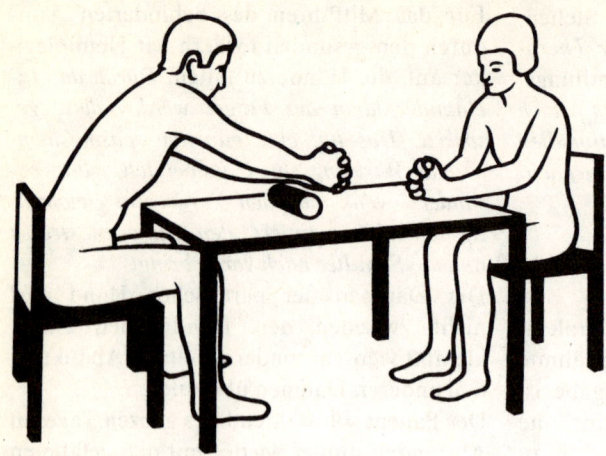

**Abb. 23.** Bilaterales Zurollen eines Rundholzes

tension fixiert wird, und die Bewegung durch die pathologische Schulterretraktion und das passive Wiedervorziehen des Arms erfolgt.

Wird dem Partner mit den ulnaren Handkanten ein mit Schaumgummi umklebtes Rundholz zugerollt, erfordert dies schon ein *leichtes Abheben* der Unterarme von der Tischplatte (Abb. 23).

Schnelle und abrupte Bewegungen sollten dabei vermieden werden. Die geschädigte Seite benötigt langsame und geführte Bewegungen, um diese in jeder Bewegungsphase wahrzunehmen, mit dem Ziel, sie dann später wieder selbst zu übernehmen.

Eventuell müssen 2 Tische aneinander gestellt werden, um so genügend Fläche zu schaffen für große Bewegungen nach vorne und auch zur Seite. Stimulierend wirkt es, wenn zwei oder auch mehrere Patienten an einem entsprechend großen Tisch derartige Aktivitäten gemeinsam ausführen können, jedoch muß bei den individuellen Behinderungen Hirngeschädigter im akuten Behandlungsstadium von einer überwiegenden Gruppentherapie abgeraten werden.

Dadurch, daß der Patient dem zu rollenden Gegenstand immer wieder eine andere Richtung gibt, werden verschiedenartige Bewegungsabläufe trainiert.

In Abb. 24 wird mit der Walze seitlich hin und her gerollt. Wenn dabei nicht nur die Handfläche, sondern der ganze Unterarm auf der kleinen Walze abrollt, wird schon ein recht großes Bewegungsausmaß gefordert. Dies bedingt Gewichtsverlagerungen, wobei gleichzeitig – wie bei manch anderen Übungen mit großem Bewegungsradius – die Sitzbalance geübt wird.

Mit gefalteten Händen können alle möglichen Puzzle-, Lege- und Kartenspiele geschoben werden.

Wie Abb. 25 zeigt, wird hierzu auch ein stark vergrößertes Zahlenschiebespiel verwendet. Das Ordnen der Zahlen erfordert große Armbewegungen nach allen Richtungen.

Beim Aufstehen am Tisch kann die „Betstellung" beibehalten und zum bilateralen Stützen auf der Tischplatte benutzt werden.

Auf keinen Fall dürfen wir es zulassen, daß der Patient sich nur mit dem gesunden Arm hochstemmt, da dann nur schwer wieder

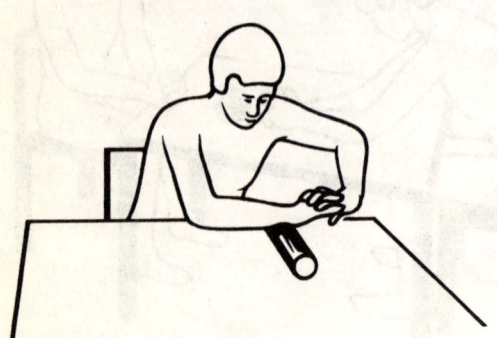

**Abb. 24.** Bilaterales seitliches Rollen

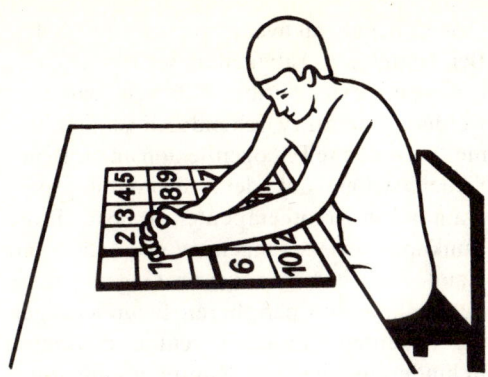

**Abb. 25.** Bilaterales Schieben des 15er Spiels

symmetrische Bewegungen erreicht werden können.

Bei einer armbetonten Hemiplegie kann die bilaterale Tätigkeit auch einmal stehend ausgeführt werden (Abb. 26).

Ob allgemein mehr sitzend oder stehend mit dem Patienten geübt werden soll, hängt von dem Stehvermögen ab. Dies sollte immer mit den behandelnden Physiotherapeuten abgesprochen werden.

Die „fromme" Handposition wird auf den Abb. 26–30 zur bilateralen Greiffunktion genutzt. So werden Rundholzstäbe, die als Spielsteine dienen, zwischen beiden Handflächen gehalten.

Mit der Größe des Spielbretts, welches in Abb. 26 zudem noch hoch oben hängt, werden beim Spielen große Bewegungen in der Horizontalen und Vertikalen verlangt. Diese sollten zur Kontrakturenprophylaxe im Schultergelenk immer wieder in den Behandlungsplan eingestreut werden.

Je nachdem, wo wir Therapeuten bei derartigen Brettspielen die Spielsteine ergreifen und einstecken lassen, erreichen wir beim Patienten die gewünschten Armbewegungen. Das Bewegungsziel setzen wir dabei bewußt so, daß der hemiplegische Arm die Mittellinie des Körpers kreuzen muß. Wir erreichen dadurch eine günstige Position der Schulter mit gleichzeitiger Rotation des ganzen Schultergürtels gegen das Becken (Abb. 27).

Wir sagen jedoch dem Patienten nicht: „Heben und strecken Sie den Arm und drehen Sie gleichzeitig Ihren Schultergürtel". Sondern wir fordern ihn auf: „Holen Sie den

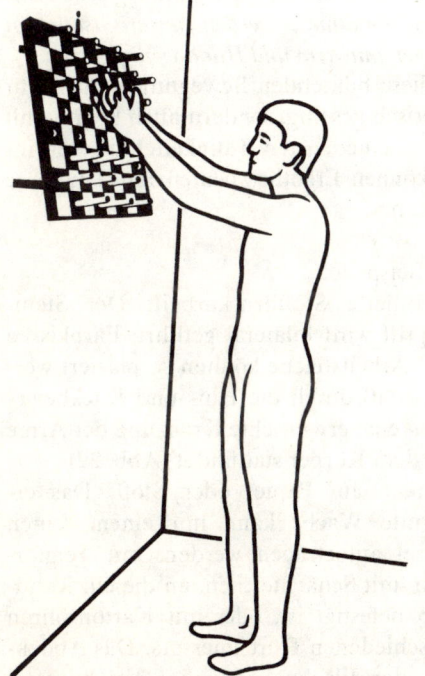

**Abb. 26.** Bilaterales Brettspiel im Stand

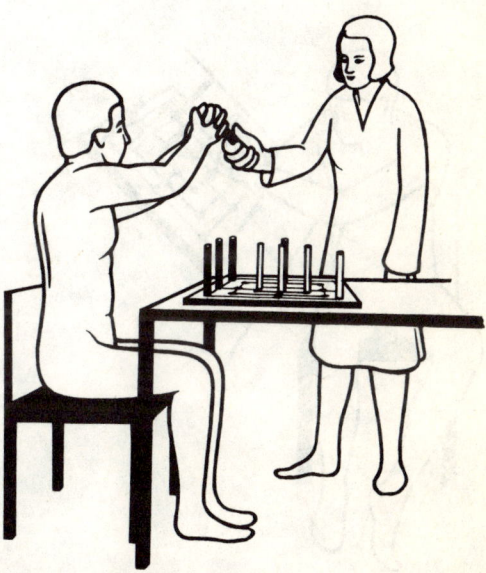

**Abb. 27.** Bilaterales Brettspiel mit Rotation des Schultergürtels

Spielstein hier und stecken Sie ihn dort in das Spielbrett".

Damit geben wir dem Patienten die aus therapeutischer Sicht *erwünschten Bewegungsziele, verbunden mit dem Bewegungszweck,* der einmal ein therapeutisch angewandtes Spiel, ein anderes Mal eine Tätigkeit sein kann.

Auf diese Weise möchten wir erreichen, daß die Bewegungen nicht nur bewußt und willkürlich wieder angebahnt werden, sondern daß schon in solch frühen Behandlungsstadien mit den vorläufig noch bilateralen Tätigkeiten *spontane, automatische Bewegungen vorbereitet werden* (vgl. Kap. IV.5).

Wenn während bilateral ausgeführter Spiele oder Techniken Erholungs- oder Denkpausen eingeschaltet werden, dürfen diese nicht verbunden sein mit einem Zurücksacken ins pathologische Muster.

Auf den Tisch aufgestützte Ellbogen – und zwar beide, mindestens jener der hemiplegischen Seite – und vielleicht sogar ein auf die gefalteten Hände aufgestützter Kopf garantieren die Kontrolle der Asymmetrie auch in Arbeitspausen. Wir fordern sogar zu solch spasmushemmenden Ruhepausen auf, be-

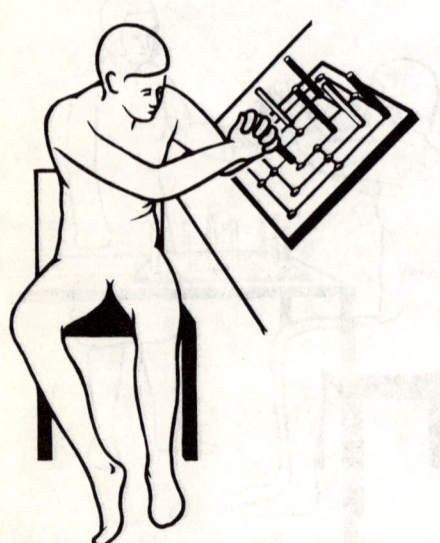

**Abb. 28.** Bilaterales Brettspiel bei unkontrolliertem hemiplegischem Bein

sonders bei überaktiven Patienten (s. Abb.49). Bei bilateralen Tätigkeiten sollte nicht nur isoliert mit extendiertem Ellbogen gearbeitet werden, sondern zwischendurch ist auch immer wieder eine Ellbogenflexion anzuraten.

Sicher stehen auf dem Behandlungsprogramm von Ergotherapeuten in erster Linie Funktionsverbesserungen von Arm und Hand. Jedoch dürfen wir im Gegensatz zur Behandlung von peripheren Behinderungen bei Patienten mit einer zentral bedingten Behinderung nie Kopf, Rumpf und die unteren Extremitäten außer acht lassen.

Was nützt es dem in Abb. 28 gezeigten Patienten in seiner gesamten Rehabilitation, wenn er während bilateraler Übungen mit den oberen Extremitäten sein hemiplegisches Bein in Fehlstellung hat?

So wie die Physiotherapeuten pathologische Haltungen der oberen Extremität beim Steh- und Gehtraining verhindern, müssen wir Ergotherapeuten beim Training der oberen Extremität immer wieder Kopfstellung, Sitzhaltung und die Position des Beins kontrollieren.

*Solange der Hemiplegiker pathologische Haltungen einnimmt, werden unsere isolierten Übungen mit Arm und Hand wenig nützen.*

Um diese bilateralen Bewegungen nicht nur spielerisch gesellig, sondern auch kreativ mit den verschiedensten Tätigkeiten zu verbinden, können Ergotherapeuten ihre Phantasie entfalten.

Zwei Beispiele:
– Adaptierte Stoffdruckarbeit: Der Stempelgriff wird bilateral geführt. Farbkissen und Arbeitsfläche können so plaziert werden, daß durch die Hin- und Rückbewegung eine erwünschte Kreuzung der Arme vor dem Körper stattfindet (Abb. 29).
– Batiken auf Papier oder Stoff: Das erwärmte Wachs kann mit einem feinen Pinsel aufgetragen werden, mit Teigformen, mit Schächtelchen, an die ein Rundstab befestigt ist, oder mit Kartonröhren verschiedenen Durchmessers. Das Abdecken der Fläche kann ebenfalls bilateral mit einem Pinsel ausgeführt werden.

Derartige bilaterale Betätigungen haben folgendes Ziel:
– die asymmetrische Kopfhaltung zu beeinflussen,
– das Gleichgewicht im Sitzen zu verbessern,
– die evtl. vorhandene Hemianopsie zu kompensieren.

Solche Aktivitäten machen dem Patienten seine oft sehr vernachläßigte Seite wieder bewußter, da der paretische Arm immer wieder ins Blickfeld geholt wird.

Wird der zu ergreifende Gegenstand dem Patienten nicht zwischen die Handflächen gegeben, sondern muß er die Dinge selbst aufnehmen, so wird er dies meist mit den noch freibleibenden Fingerspitzen der nichtparetischen Hand tun.

Dies bewirkt auf der paretischen Seite eine Supinationsbewegung im Vorderarm bei flektiertem Ellbogen und evtl. zusätzlich Außenrotation in der Schulter bei extendiertem Ellbogen (Abb. 30).

Diese bilaterale Greifweise darf jedoch vom Patienten nicht mit einer Seitenflexion im Rumpf auf der hemiplegischen Seite kompensiert werden.

So, wie wir uns schon bei der Lagerung der paretischen Hand mit einem gelochten Schaumgummiblock die spasmushemmende Wirkung der Fingerspreizung und -streckung zunutze gemacht haben, tun wir dies nun auch bei Aktivitäten während der Therapiestunden.

Nach guter Vorbereitung und Spastizitätshemmung der gesamten oberen Extremität versucht der Therapeut zunächst mit seinen Fingern diejenigen des Patienten zu spreizen, um so die offene Hand in die verschiedensten Richtungen auf der Tischplatte zu schieben. Bald kann der Patient selbst diese Führung übernehmen (Abb. 31).

Schiebenderweise können Zuordnungsspiele, Ergänzungsspiele oder ein vereinfachtes Mühlespiel ausgeführt werden. Damit die Hand auf der Tischfläche leichter gleitet, verwendet man Talkumpuder.

Die Tätigkeitswahl scheint bei dieser Position im Gegensatz zur „Betstellung" etwas beschränkter zu sein, da die Unterarme nicht – oder nur schwer – vom Tisch gehoben werden können und somit keine Greiffunktion möglich ist.

Hierbei kommt die paretische Hand in Pronation, wodurch die Handfläche Berührung

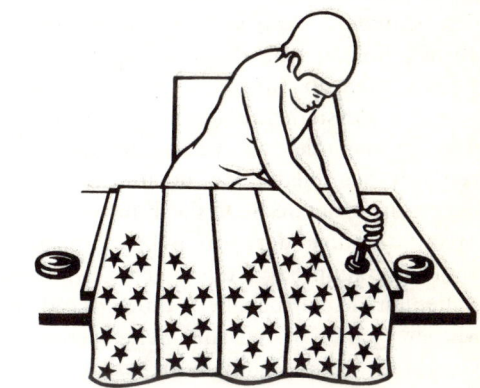

**Abb. 29.** Bilateral ausgeführter Stoffdruck

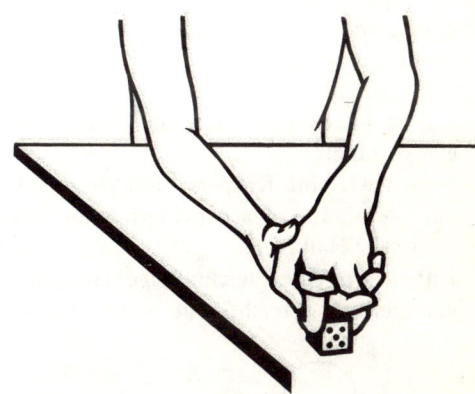

**Abb. 30.** Greifen zwischen den Fingern mit „Faltgriff" und Supination des paretischen Vorderarms

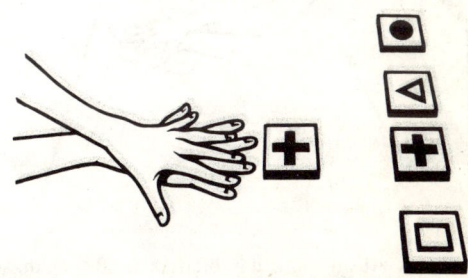

**Abb. 31.** Zuschieben von gleichen Karten mit gestreckten und gespreizten Fingern

mit dem Tisch bekommt. Der erzeugte Reibungseffekt in der Hand wirkt sensibilitätsstimulierend. Damit haben wir eine Verbindung von Spasmushemmung (durch Streckung und Spreizung der Finger) und gleichzeitiger Stimulierung der Sensomotorik.

Im ersten Behandlungsstadium müssen Ergotherapeuten nicht tatenlos abwarten, bis der behinderte Arm sich vielleicht spontan etwas erholt oder bis Physiotherapeuten eine Funktion angebahnt haben. Die Bemühungen der Physiotherapeuten können wir in der Ergotherapie von Anfang an unterstützen mit den bilateralen Betätigungen, bei denen die gesunde Seite die Führung übernimmt, solange der paretische Arm noch keine Funktion hat. Zudem geben wir dem Patienten die Gelegenheit, durch ständiges Mitbewegen der paretischen Seite wieder ein Gefühl für die Bewegungen zu bekommen.

Selbst wenn man bei schweren Fällen im Verlauf der Behandlung keine eigentlichen Arm- und Handfunktionen erreichen kann, also in gewissen Stadien stecken bleibt, sollten wir uns doch zur Kontrolle folgende Fragen stellen:

– Haben wir Kontrakturen und Fehlhaltungen verhütet?
– Haben wir eine Körpersymmetrie erzielt, oder zumindest eine Annäherung an symmetrische Haltungen?
– Haben wir eine gleichmäßige Gewichtsverlagerung erreicht mit guter Sitzbalance; dies nicht zuletzt auch als Vorbereitung für das Selbsthilfetraining?
– Haben wir alles versucht, um dem Patienten das Gefühl der Ganzheit und Einheit seines Körpers zu vermitteln?
– Haben wir alles getan, um Sekundärschäden wie Schulterschmerz, Rückenbeschwerden oder Spastizitätszunahme zu vermeiden?

Die bilateralen Aktivitäten leisten einen wesentlichen Beitrag zur Wiederbewußtmachung der hemiplegischen ignorierten Seite und können auch helfen, das Empfinden des Körperschemas zu verbessern.

Es ist erstrebenswert, daß wir schon in der 1. Behandlungsphase unsere Therapie recht *vielseitig gestalten*. Die hierfür nötigen Bewegungsabläufe werden in bezug auf Richtung und Ausmaß wie auch in der Art der bilateralen Anwendung variiert, um den Patienten wieder eine *Vielzahl von Bewegungserfahrungen zu vermitteln*.

Der Patient muß wie in jeder anderen Behandlungsphase lernen, sich selbst zu kontrollieren, um das therapeutisch Erreichte im Alltag fortsetzen und nach und nach sein eigener Therapeut werden zu können.

So geben wir dem hemiplegischen Rehabilitanden Anleitung, wie er die einzelnen therapeutisch wirkenden Bewegungsabläufe auch zu Hause bei den Aktivitäten des täglichen Lebens anwenden kann.

Beispiele für solch bilaterale Aktivitäten:
– Sitzend oder stehend Tisch putzen (Abb. 32),
– Staub wischen,
– Fenster putzen,
– Bügeleisen (mit Schutz) führen (Abb. 67),
– Zwiebelroller handhaben (Abb. 70 b),
– Stuhl oder Tisch zurechtschieben,
– Teewagen rollen,
– Beine überschlagen (Abb. 69).

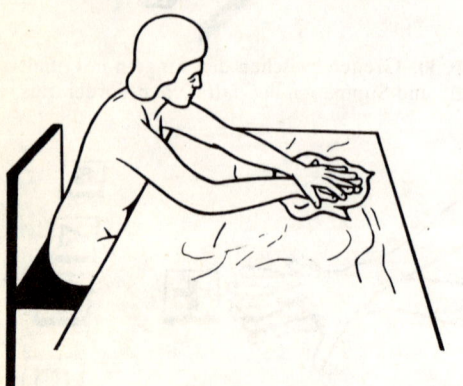

**Abb. 32.** Ausnutzung der bilateralen Bewegungsabläufe bei alltäglichen Aktivitäten, z. B. Tisch putzen

## B. Stadium 2 a: Wenig Armfunktion, keine Handfunktion

In diesem 2. Erholungsstadium werden geringfügige Bewegungen in Schulter und Arm möglich. Gegen das eigene Gewicht kann der Arm in günstigen Positionen partiell gehalten oder bewegt werden.

Die Entwicklung von praktisch anwendbaren Bewegungsabläufen geht jedoch oft parallel mit der Entwicklung von Spastizität und den beschriebenen pathologischen Bewegungsmustern. Letztere hemmen die Entwicklung der normalen Bewegungsfunktionen.

*Um die Entstehung der Tonuserhöhung in der Therapie zu verhindern, müssen wir Bewegungsabläufe wählen, die dem pathologischen Muster entgegenwirken oder dessen Entwicklung verhindern.*

Aufgrund unserer ständigen Beobachtungen während jeder Therapiestunde erkennen wir, welche Arten von Aktivitäten spastizitätsfördernd und welche beim einzelnen Patienten spastizitätshemmend wirken.

Mit den noch wenigen Funktionen auf der paretischen Seite, der ungenügenden Haltefunktion und einer noch fehlenden Handfunktion können in diesem Stadium bilaterale Aktivitäten beibehalten werden.

Wegen der Mithilfe, die der paretische Arm dabei jetzt schon leistet, hört man von Patienten oft die Äußerung: „Oh, mein Arm ist gar nicht mehr so schwer, er wird ja immer leichter".

Jedoch ist oft bei bilateralen Übungen die Aktivität der gesunden Seite so ausgeprägt und kann vom Patienten nicht reduziert werden, daß die sich entwickelnden Funktionen der behinderten Seite nicht genügend zum Zuge kommen.

Damit diese Überaktivität der gesunden Seite auf die Fortschritte der behinderten Seite nicht hemmend wirkt, werden jetzt vermehrt *unilaterale Aktivitäten* in den Behandlungsplan miteingestreut.

Um auch in diesem Stadium die Koordination beider Körperseiten zu fördern, kommen *bimanuelle Betätigungen* in Frage, bei welchen die hemiplegische Seite die Stütz- und Haltefunktionen übernimmt, während die gesunde Hand die differenzierteren Funktionen ausführt.

## 1. Unilaterale Tätigkeiten

Um erste Armbewegungen auf der paretischen Seite zu erleichtern, wird anfänglich noch kein Halten des eigenen Gewichts vom Arm gefordert (Abb. 33–36).

Die sich langsam entwickelnden Armbewegungen werden in Abb. 33 zum Kegeln ausgenutzt. Mit den Fingerspitzen oder dem Handrücken werden die Kugeln durch *langsame* Bewegungen des Arms nach vorn gerollt.

Es ist darauf zu achten, daß der Patient die Bewegungen nicht schnell, hastig und abrupt und auch nicht mit zu viel Kraftaufwand ausführt, da sonst die Bewegungskontrolle verloren geht und sich Spastizität entwickeln könnte.

Bewußt werden die Kegel nicht wie üblich in einem Quadrat aufgestellt, sondern in einer Reihe, damit die Kugeln in verschiedene Richtungen gerollt werden müssen.

Als unilaterale Übungen kommen Schiebe- und Stoßübungen in Frage, bei denen die noch funktionsuntüchtige Hand möglichst in Extension ist.

Die im ersten Stadium noch bilateral ausgeführten Zuordnungspiele auf einer Tischplatte (Abb. 31) können nun mit der paretischen Seite allein vollzogen werden.

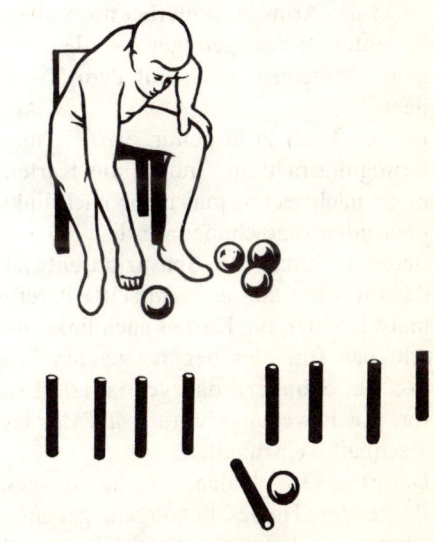

**Abb. 33.** Kegeln ohne Greiffunktion

51

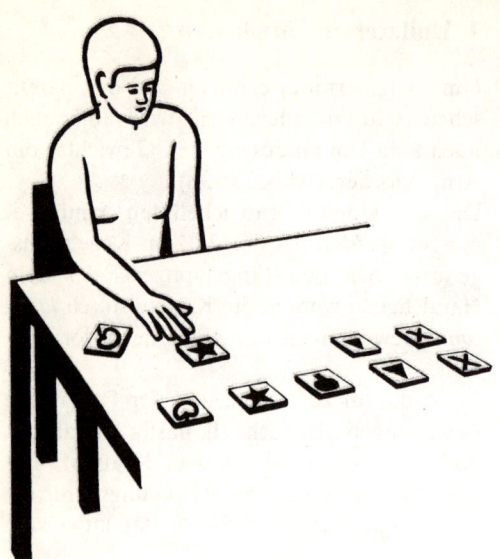

**Abb. 34.** Unilaterales Schieben auf dem Tisch

Kartenpaare, die zugeordnet werden müssen, oder Kartenfolgen, die sich ergänzen, werden mit den Fingerspitzen der flach auf dem Tisch rutschenden Hand zum oberen Rand des Tisches geschoben (Abb. 34).

Um den Reibungswiderstand zu verringern, vor allem bei Personen mit feuchten Händen, kann auch hier wieder etwas Talkumpuder verwendet oder ein kleiner Teppichrest unter die Hand gelegt werden. Das Gewicht des Arms muß hierbei noch nicht vom Patienten selbst getragen werden, da der ganze Unterarm noch auf dem Tisch aufliegt.

Ist der Tisch groß genug, variiert man die Bewegungsrichtung, indem die Karten mal mehr nach rechts, mal mehr nach links den passenden zugeschoben werden.

Bedingt durch die Spastizitätsentwicklung der Flexoren fällt es rechtsseitig Paretischen meist leichter, die Karten nach links oben zu schieben (mit der begünstigenden Protraktion der Schulter); dagegen ist es oft schwerer, die Bewegungsrichtung auf der rechten Tischhälfte einzuhalten.

Derartige Tätigkeiten, welche die gesamte Breite des Tisches benötigen, geben hemianopischen Patienten gleichzeitig die Mög-

lichkeit, ihren Gesichtsfelddefekt etwas zu kompensieren.

Solche Schiebeübungen mit der flachen Hand fallen manchen Hemiparetikern im Sitzen, anderen im Stehen an einem entsprechend hohen Tisch leichter. Manchmal begünstigt die Extension in der Hüfte die Funktionsmöglichkeiten in der oberen Extremität, vorausgesetzt, daß ein kontrolliertes Stehen möglich ist.

Das schon einmal gezeigte 15er Spiel (Abb. 25) wurde dort noch bilateral geschoben. Ebenso können auch Formen oder Linien schiebend geordnet werden. Mit Hilfe der sich entwickelnden Armfunktion auf der paretischen Seite wird dies jetzt unilateral ausgeführt. Je nachdem, wie weit sich die Hemiplegie schon zurückgebildet hat, werden die Schiebebewegungen wie in Abb. 35a–c mit viel, wenig oder ohne Hilfe des Therapeuten ausgeführt.

Wenn die „Haltefunktion" der oberen Extremität noch nicht ausreichend und langandauernd genug ist, trägt der Therapeut einen Teil des Gewichts von Arm und Hand, und erleichtert so dem Patienten die Schiebebewegungen in die verschiedenen Richtungen (Abb. 35a).

Durch diese Führung kann vom Therapeuten die Tendenz zu pathologischen Bewegungsabläufen gehemmt werden. Gleichzeitig wird dem Patienten das Gefühl für normale Bewegungen vermittelt.

Sobald wie möglich wird die Unterstützung am Ellbogen weggenommen. Durch die Aufforderung, mit dem Handballen die Plättchen zu schieben, kommt es dabei zu einer Handgelenkextension, noch ehe der Patient selbst fähig ist, das Gewicht der Hand aktiv zu halten.

Oft ist nur noch geringe therapeutische Hilfe nötig, z. B. an einem distalen Kontrollpunkt (auch Schlüsselpunkt genannt), um eine Bewegung zu erleichtern. Die Abduktion des Daumens und die Extension der Finger durch den Therapeuten in Abb. 35b begünstigen kontrollierte Armbewegungen.

Anzustreben ist, daß der Rehabilitand mit der Zeit Armbewegungen ausführen kann, und dabei selbst Handgelenk und Finger extendiert (Abb. 35 c). Solche Armbewegungen mit der offenen Hand müssen auch im 3. Erholungsstadium parallel zu den Greifübungen trainiert werden. Denn bei einer Behinderung mit zentraler Ursache muß nicht hauptsächlich die Handflexion sondern die *Extension* geübt werden.

Mit derart schwierigen Tätigkeiten übt sich ein Hirngeschädigter in der Konzentration, Formkonstruktion und dem räumlichen Vorstellungsvermögen. Diese wahrnehmenden und ausführenden Funktionen müssen mit den motorischen Funktionen kombiniert werden.

Durch die intensive Beschäftigung mit einem therapeutischen Spiel oder einer anspruchsvollen Technik erreicht man zudem, daß die Bewegungsabläufe allmählich wieder unwillkürlicher ausgeführt, also wieder automatisiert werden (vgl. Kap. IV.5).

Bci der Rehabilitation der oberen Extremität Halbseitengelähmter, ist gerade diese Ausnutzung der erreichten Funktionen für bestimmte Tätigkeiten das Ziel der Ergotherapie.

Wir stellen oft hohe Anforderungen an unsere Rehabilitanden: sie sollen kontrollierte Bewegungen ausführen, die ihnen noch schwer fallen, und zusätzlich müssen sie sich auf eine anspruchsvolle Betätigung konzentrieren. Sie haben also gleichzeitig mehrere Funktionen zu erfüllen; aber das sind Anforderungen, die an die Hirngeschädigten auch nach der Klinikentlassung im täglichen Leben gestellt werden; in der Therapie müssen wir sie schrittweise darauf vorbereiten.

Das Schleifen, Schmirgeln und Polieren von Brettern sowie die Abwandlung mit einer Durchreibefärbetechnik (Abb. 36 u. 78) eignen sich außerordentlich gut, um die Bewegungen der oberen Extremität anzubahnen.

Hemiplegiker sollten diese Aktivität nicht alleine ausführen. Eine therapeutische Kontrolle ist unerläßlich.

Zunächst müssen wir die Bewegungen des Patienten vielleicht noch führen. Eine anfängliche Erleichterung stellt die Neigung

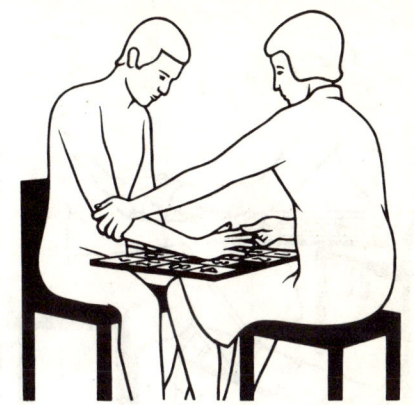

a

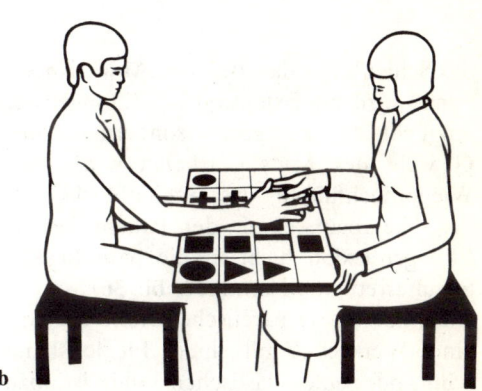

b

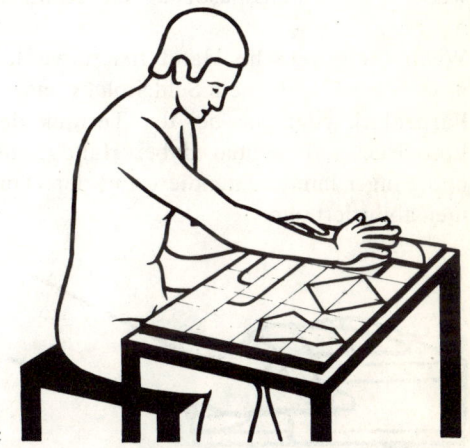

c

**Abb. 35. a** Zahlen schieben mit viel therapeutischer Hilfe. **b** Formen schieben mit wenig therapeutischer Hilfe. **c** Linien schieben mit offener Hand ohne therapeutische Hilfe

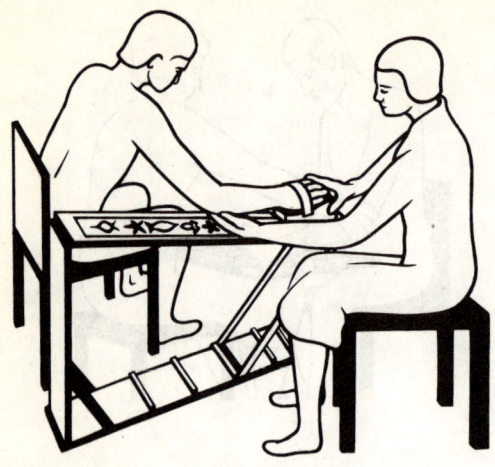

**Abb. 36.** Abwärtsschleifbewegung auf Färbestreifen

des Schleifbretts dar. Bei der „Abwärtsbewegung" wird die Extension des Ellbogens ermöglicht, da nicht gegen, sondern mit dem Gewicht des Arms gearbeitet wird. Beim Wiederhochführen des Schleifblocks hilft der Therapeut, damit der Patient bei der Ellbogenflexion nicht in die pathologische Schulterretraktion kommt (Abb. 36).

Das Fixieren der paretischen Hand am Griff eines Werkzeugs mit einem Flexionshandschuh oder einer elastischen Binde ist abzulehnen. So erreichen wir keine aktive Greiffunktion, sondern fördern damit möglicherweise die Flexionsspastizität im Handbereich.

Wenn die paretische Hand fixiert werden muß, wie z. B. auf einem Schleifblock, einem Färbeblock oder wie bei der Technik des Linoldrucks, so sollten dabei Handgelenk und Finger immer extendiert und der Daumen abduziert sein.

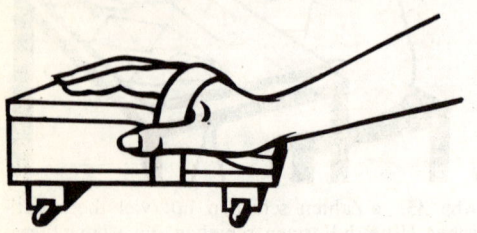

**Abb. 37.** Fixierung der Hand auf einem Färbeblock

Der Holzblock, der mit Schleifpapier, Kreide oder einem Linolschnitt unterlegt ist, muß der Funktionsstellung des Handgelenks angepaßt sein. Er sollte immer eine dünne Schaumgummiauflage haben. Das verringert einen zu harten Widerstand und läßt die Hand nicht abrutschen. Mit einem Lederriemen, der über den Handrücken verläuft, den Daumen jedoch frei läßt, wird die Hand nur leicht fixiert (Abb. 37).

## 2. Bimanuelle Tätigkeiten

Bei dem auf Abb. 38 verwendeten Holzblock ist auf der Unterseite ein Linolschnitt mit Velcroband fixiert. Das hat den Vorteil, daß verschiedene Motive ausgewechselt werden können.

Beim Aufwalzen der Farbe – was die gesunde Hand tut – muß der paretische Vorderarm in Supination gebracht werden (Abb. 38 a). Der Block ist an den Seitenkanten abgerundet, so daß der Linolschnitt auf das Papier abgerollt werden kann. Durch das Abrollen mit Pro- und Supination und das Schieben ist ein Hochheben des Arms nicht nötig, was ohnehin oft nur in pathologischen Bewegungsmustern ausgeführt wird. Wenn ein großes Papier zum Bedrucken verwendet wird, muß der Arm jeweils in Supination so weit extendiert werden, bis die gewünschte Papierecke erreicht ist, ehe der Druck dort rollend auf das Papier kommt (Abb. 38 b).

Von dem fertig bedruckten Papierbogen können die schönsten Exemplare ausgeschnitten und auf Briefkarten aufgeklebt werden (Abb. 38 c).

Diese Drucktechnik mit der praktisch angewandten Stützfunktion *fordert eine bimanuelle Aktivität* und *fördert somit die Koordination beider Hände.*

In der funktionellen Ergotherapie versuchen wir in Zusammenarbeit mit den Physiotherapeuten die Bewegungen, die im Turnen vorbereitet und angebahnt wurden, ins Praktische umzusetzen und in Tätigkeiten einzubauen.

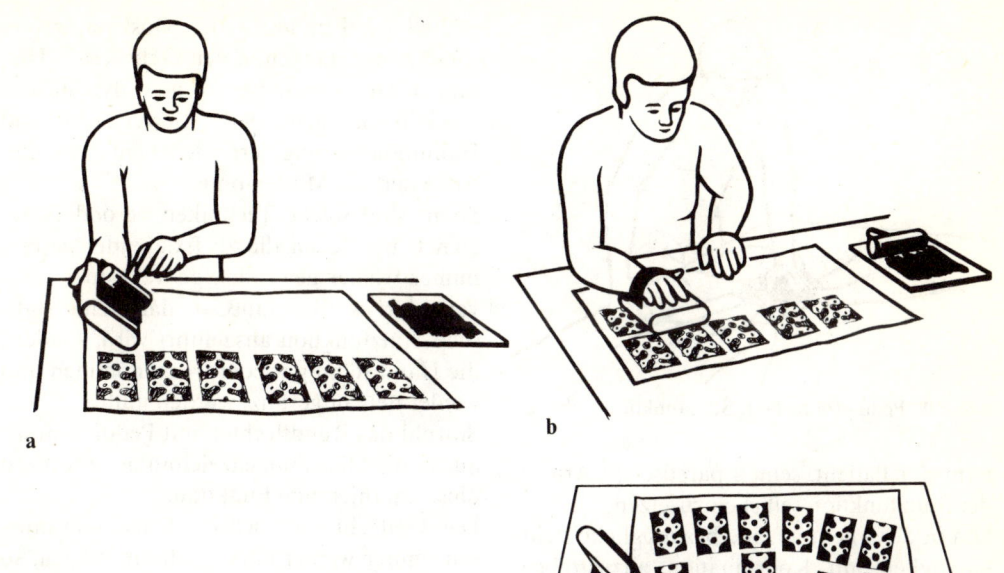

**Abb. 38a–c.** Linoldruck. **a** Arbeitsphase mit supiniertem Vorderarm. **b** Drucken in Pronation. **c** Fertig bedrucktes Blatt

Hat beispielsweise ein Patient in der Physiotherapie eine Stützfunktion der oberen Extremität erreicht, so kann er diese in der Ergotherapie anwenden.

Das Aufstützen auf die paretische Hand kann schon in der ersten Behandlungsphase bei noch vollständiger Plegie des Arms in den Behandlungsplan mitaufgenommen werden.

Vorbereitend muß mit therapeutischer Hilfe der Arm gestreckt und die Hand geöffnet werden (Abb. 10). Beim Aufstützen müssen anfänglich noch Ellbogen und Schulter kontrolliert werden.

Auf Abb. 11 b wird lateral auf die hemiplegische Seite gestützt. Wenn man nun beispielsweise bei einem Zusammensetzspiel die einzelnen Teile auf die gesunde Seite plaziert, den Spielrahmen jedoch in die Nähe der Aufstützfläche legt, übt man dabei folgendes:

– *Gewichtsverlagerung, Verbesserung der Sitzbalance und der Körpersymmetrie* durch die Hin- und Rückbewegungen beim Holen und Einräumen der einzelnen Teile.

– Drehbewegungen des Rumpfs gegen den hemiplegischen Arm, denn der Arm ist durch das Stützen fixiert und der Tätigkeitsablauf erfordert die *Rumpfrotation.*

– Während die gesunde Hand eine einhändige Tätigkeit ausführt, können wir *durch das Aufstützen auf den paretischen Arm die assoziierten Reaktionen wirksam ausschalten* (vgl. auch Abb. 11a, b u. 53).

– Die beim Aufstützen erzwungene Kokontraktion trägt zur *Normalisierung des Muskeltonus* bei.

Um Stützübungen wirkungsvoll zu gestalten, darf der Patient sich dabei nicht in den Rundrücken hängen, sondern muß seinen Rumpf aktiv aufrichten. Für viele Patienten ist es recht schwierig, die Stützfunktion in verschiedenen Körperhaltungen (Stand, Sitz, Vierfüßlerstand, Seitsitz) und während Bewegungen des übrigen Körpers beizubehalten. Dies muß systematisch geübt werden.

Mit zunehmender motorischer Verbesserung

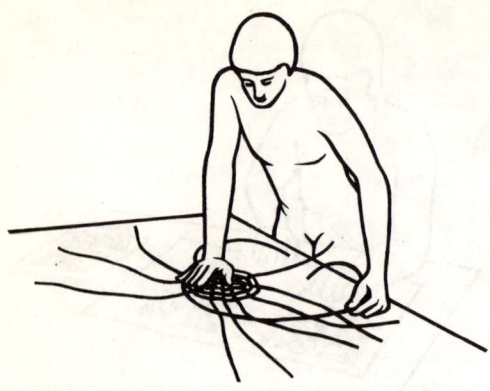

**Abb. 39.** Peddigrohrarbeit; Stützfunktion stehend

lernt der Patient, seinen paretischen Arm in der Stützfunktion selbst einzusetzen.

Um in der Therapie eine bestmögliche Beidhändigkeit mit Koordination anzustreben, kann ein Gegenstand, an welchem mit der gesunden Hand gearbeitet wird, nun mit der plegischen durch Stützen fixiert werden. Abb. 39 und 40 zeigen praktische Beispiele hierfür.

Je nach Möglichkeit eines jeden Patienten werden solche angewandten Stützfunktionen sitzend, stehend, vor oder neben dem Körper oder, wenn dies möglich ist, an einem hohen schrägen Tisch in Tätigkeiten einbezogen.

Das länger andauernde statische Stützen auf den Arm wird vermieden. Dabei käme es

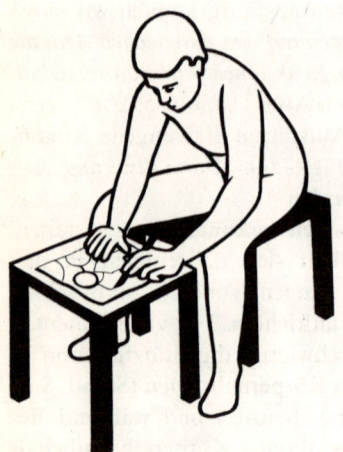

**Abb. 40.** Schablonenzeichnung; Stützfunktion sitzend

schnell zur Ermüdung der Muskulatur und somit zum „Hängen in den Gelenken". Therapeutisch wirksamer sind dynamische Funktionen, denn jede Bewegungs- und Haltungsänderung erfordert ein erneutes Anpassen des Muskeltonus.

Somit sind solche Techniken besonders geeignet, bei denen die zu fixierende Materie immer wieder gewendet, gedreht oder sonst verändert werden muß, so daß keine statische Stützfunktion ausgeführt wird, sondern die Hand ständig wieder weggenommen und wieder neu aufgestützt werden muß.

Sowohl das Rundflechten mit Peddigrohr als auch die Schablonenzeichnung erfordern diese alternierende Funktion.

Das Geflecht wie auch die Schablone müssen immer wieder etwas gedreht werden, so daß vom hemiplegischen Arm eine ständige Entlastung und erneute Belastung gefordert wird.

Als Behandlungsziel haben wir bei diesen Tätigkeiten neben einem *Koordinationstraining* die *Förderung automatischer Bewegungsfunktionen*.

Nicht nur in diesem, sondern auch in einem späteren Erholungsstadium wird bei bimanuellen Tätigkeiten meist die behinderte Hand für die einfache und die gesunde Hand für die differenzierte Arbeit eingesetzt. Wenn die dominante Seite betroffen ist, dürfen wir den Patienten nicht überfordern, indem wir Ergotherapeuten den Ehrgeiz haben, diese Hand unbedingt wieder zur dominanten zu machen. Wenn die Hand zu den nötigen Verrichtungen im täglichen Leben und evtl. auch im Beruf überhaupt wieder eingesetzt werden kann, auch wenn es nur als Hilfshand ist, darf man mit diesem erreichten Ziel durchaus zufrieden sein.

### 3. Bilaterale Tätigkeiten

Als Ergänzung zu den beidseits ausgeführten Betätigungen des ersten Behandlungsstadiums wählen wir im jetzigen fortgeschrittenen Stadium eine bilaterale Aktivität, bei der die wiederkehrende Armfunktion ausgenutzt wird.

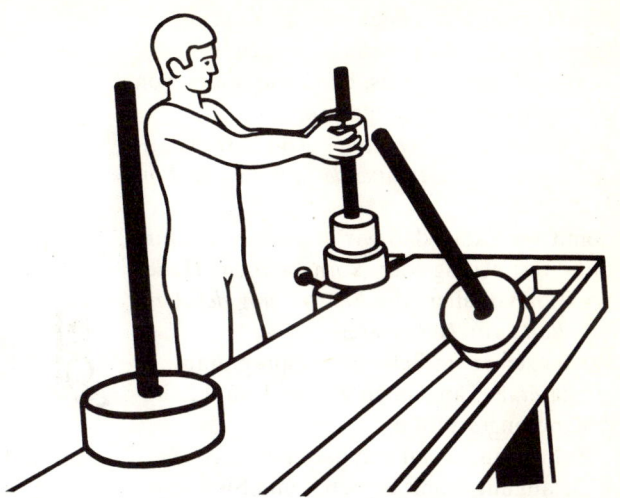

**Abb. 41.** Stapelturm; beidhändiges Wechseln der großen Holzscheiben

Der Arm muß in eine leichte Supination gebracht werden, um z. B. beidhändig große Schüsseln oder Kartons zu tragen.

Dieselbe Bewegung fordert der stark vergrößerte Stapelturm. Die Stäbe müssen nicht immer senkrecht stehen, durch die Neigung wird die noch schwer ausführbare Außenrotation und Supination im hemiplegischen Arm geübt (Abb. 41).

Um bei beidhändigen Tätigkeiten, sei es bimanueller oder bilateraler Art, das Auftreten von assoziierten Reaktionen weitgehend zu vermeiden, ist eine gute Planung der Bewegungsabläufe durch die Wahl geeigneter Tätigkeiten erforderlich.

Die Gefahr besteht, daß bei einer Tätigkeit, die Beidhändigkeit erfordert, spontan und schnell die gesunde Hand nach vorne kommt und so ein zeitliches „Nachhinken" der behinderten Seite entsteht. Dies ergibt die unerwünschte Verdrehung in der Körperachse mit Retraktion der Schulter. Die dazukommenden assoziierten Reaktionen rufen das typische pathologische Bild im paretischen Arm hervor. Die entstehende Tonuserhöhung macht es der paretischen Hand unnötig schwer, sich jetzt noch dem Objekt zu nähern.

*Wesentliche Bewegungserleichterungen werden erzielt, wenn die behinderte Hand zuerst oder mindestens beide Hände gleichzeitig zum Objekt kommen.*

Man kann beobachten, daß solche symmetrische Bewegungsabläufe beider Arme die aktiven Bewegungen des paretischen Arms begünstigen.

## C. Stadium 2b: Greiffunktion, ungenügende Armfunktion

Der Arm kann nicht oder erst wenig gehoben werden, jedoch gewisse Greiffunktionen sind möglich.

Nicht sehr häufig folgt bei manchen Hemiplegikern im Verlauf ihrer Erholung dem Stadium 1 das Stadium 2b, d.h. die funktionelle Erholung erfolgt von distal nach proximal. Es entwickelt sich also die Greiffunktion vor der Armfunktion.

Eine funktionsfähige Hand, die der Patient nicht dorthin bringen kann, wo er seine Funktionsmöglichkeiten nutzen möchte, dient ihm jedoch nicht viel. Die Fähigkeit des Fixierens und Stabilisierens in den proximalen Gelenken ist nötig, um distale Bewegungen zu ermöglichen und sie auch nutzbar zu machen. *Für eine brauchbare Handfunktion benötigt der Patient Stabilisierung in Schulter und Ellbogen.*

Wie oft hört man von Patienten mit noch kompletter Armlähmung: "Wenn die Hand nur erst einmal greifen könnte!" Die Hand als Greiforgan bekommt ihre mannigfaltige

57

Aktionsfähigkeit jedoch erst im Zusammenspiel mit dem ihr proximal gelegenen Bewegungssystem des Arms, den Funktionen von Ellbogen und Schultergelenk.

*Die Gliederkette Schulter – Arm – Hand bildet eine nicht zu trennende funktionelle Einheit.*

Somit wird klar, daß wir in diesem Stadium mit Ausnutzung der vorhandenen Handfunktion vor allem die *Entwicklung der Armfunktion anstreben* müssen.

Weiter stehen im Behandlungsprogramm:
– bilaterale Tätigkeiten wie im 1. und 2. Behandlungsstadium,
– Stützübungen auf den paretischen Arm,
– Betätigungen mit Schiebe- und Stoßbewegungen bei teilweise aufgehobenem Gewicht des Arms,
– bimanuelle Tätigkeiten.

Wenn ein Patient die Fähigkeit zurückgewinnt, einen Gegenstand in seiner Hand zu halten, haben wir kritisch zu prüfen, ob dies nicht mit reinem Flexionsspasmus geschieht. Die ins pathologische Bewegungsmuster gehenden Innenrotations-, Beuge- und Pronationsbewegungen fallen dem Patienten leichter als Außenrotations-, Streck- und Supinationsbewegungen. Das bedeutet, daß das Greifen und Halten eines Gegenstandes leichter ist als das Loslassen.

Ein Patient beschrieb seine Tendenz zur Flexionsspastizität im Handbereich einmal beim Kegeln mit folgendem Vergleich: „Mit diesen Kugeln ist es genau so wie mit den Frauen. Zuerst ist es so schwer, sie zu bekommen, und nachher wird man sie nicht mehr los".

*Zu einer guten Greiffunktion gehört die Fähigkeit von dosiertem Schließen und kontrolliertem Öffnen der Hand.*

Ein ergriffener Gegenstand muß vom Patienten am gewünschten Ort und zu jeder Zeit wieder losgelassen werden können.

Um dies dem Patienten zu ermöglichen, muß der Ergotherapeut in jedem Erholungsstadium Bewegungsziele wählen, die das Greifen und Loslassen erleichtern.

Wenn das Heben des Arms noch unmöglich oder ungenügend ist, werden proximale

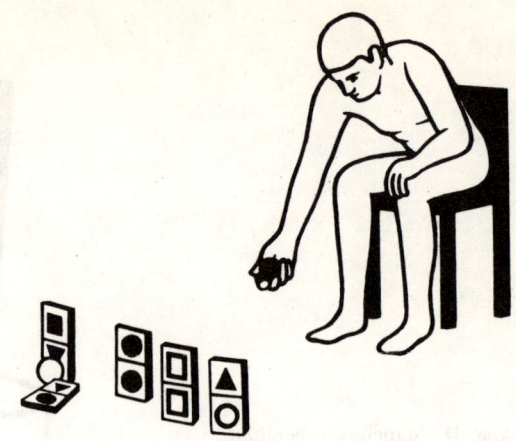

**Abb. 42.** Kegeln mit erster Greiffunktion

Kompensationsmöglichkeiten ausgenutzt. Die Hand kann bei hängendem Arm, mit Bewegungen von Rumpf und Schultergürtel im Bereich eines Halbkreises zu jedem gewünschten Ort vor und neben den Körper gebracht werden.

Beim Kegeln, das in Abb. 33 noch ohne Greiffunktion ausgeführt wurde, werden die Kugeln jetzt in die Hand genommen (Abb. 42). Der Kugeldurchmesser beträgt ca. 6 cm; dies hat sich als geeignete Größe für erste Greifübungen bewährt. An verschiedensten

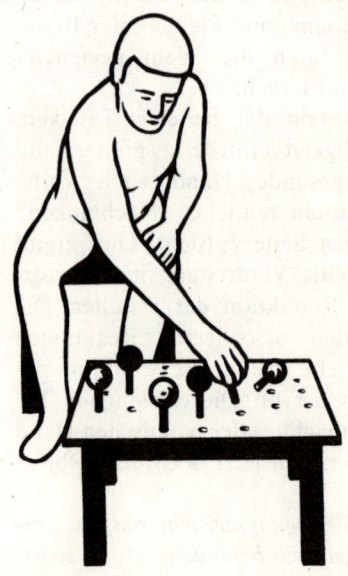

**Abb. 43.** Erste Greiffunktionen bei tiefem Brettspiel

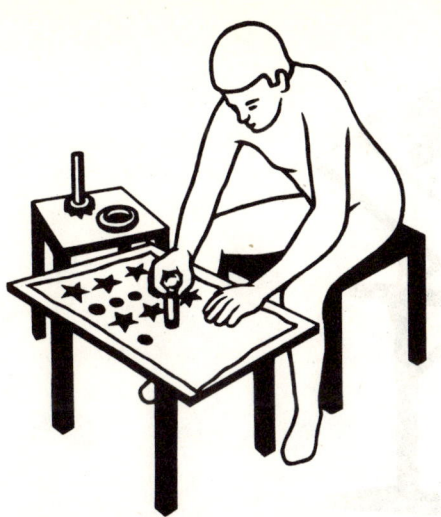

**Abb. 44.** Stempeln mit verschiedenen Griffen

Orten (vor, rechts, links und neben dem Körper) können dem Patienten die Kugeln gereicht werden.

Dieselbe Kugelgröße wurde für Spielsteine verwendet. Da der Arm jedoch noch nicht über die Horizontale gehoben werden kann, wird auch nicht auf einem normalhohen Tisch, sondern auf einem tiefen Hocker gespielt (Abb. 43).

Beim Stoffdruck (Abb. 44) werden bewußt 2 Stempel verwendet, die abwechselnd benutzt werden. So muß der Patient nach jedem Arbeitsgang loslassen und wieder neu greifen. Zudem können 2 verschiedene Stempel verwendet werden, z. B. einer mit senkrechtem Griff und einer mit quergestelltem oder Kugelgriff.

Das Drucken hat einen ähnlichen Effekt wie das Stützen auf den paretischen Arm. Es kommt zur Kokontraktion von Agonisten und Antagonisten des ganzen Arms, zur gleichzeitigen Anspannung der Flexoren und Extensoren.

## D. Stadium 3: Arm- und Greiffunktion

In diesem Erholungsstadium kann der Arm bis über die Horizontale gehoben werden;
grobmotorische Greiffunktionen sind möglich.

Das Hantieren ist in diesem Stadium für die hemiplegische Seite noch recht mühsam. In der Ergotherapie ist folgendes zu berücksichtigen: Da der gesunden Seite alles wesentlich besser gelingt, besteht immer noch die Tendenz zur Vernachlässigung der hemiplegischen Seite.

Um die Fähigkeiten der behinderten Seite wirksam werden zu lassen, muß auch in diesem Stadium die Überaktivität der gesunden Seite vermindert werden. Meist entwickeln sich im Verlauf der Rehabilitation eines Hemiplegikers nicht nur gute physiologische Gebrauchsbewegungen, sondern parallel dazu leider auch pathologische Bewegungsmuster. Solche muß man bremsen, damit die gebrauchsfähigen Bewegungen sich besser entwickeln können.

Die Verbesserung der Handfunktion erreichen wir am besten mit gleichzeitiger Verbesserung der Armfunktion. Die Möglichkeit von variablen Greifübungen in allen Positionen des Arms sollen am Beispiel eines Brettspieles dargestellt werden (Abb. 45 a, b).

Das Spielbrett für das Solitaire ist am schräg gestellten Tisch in der Höhe fixiert, welche die Armelevation des Hemiplegikers noch eben erlaubt. Solche in verschiedenen Ebenen und in der Höhe verstellbaren Tische sind unentbehrlich in einer funktionellen Ergotherapie.

Bei dem therapeutisch angewandten Brettspiel wird auf Abb. 45 a der Bewegungsablauf folgendermaßen gewählt: Bei rechtsseitiger Parese wird der Spielstein unten, und zwar vorne oder auf der rechten Seite aus einer Schachtel geholt. Durch die Plazierung des Stuhls, der schräg zur Tischkante gestellt wurde, muß nicht nur der paretische Arm vor dem Körper kreuzen, sondern es kommt zusätzlich zu einer erwünschten Rotation des Rumpfs, wenn der Spielstein in ein Loch des Spielbretts gesteckt wird.

Um einer Ermüdung durch zu lange andauernde gleiche Bewegungsfolgen vorzubeugen, können wir das Bewegungsziel während eines längeren Spielverlaufs verändern,

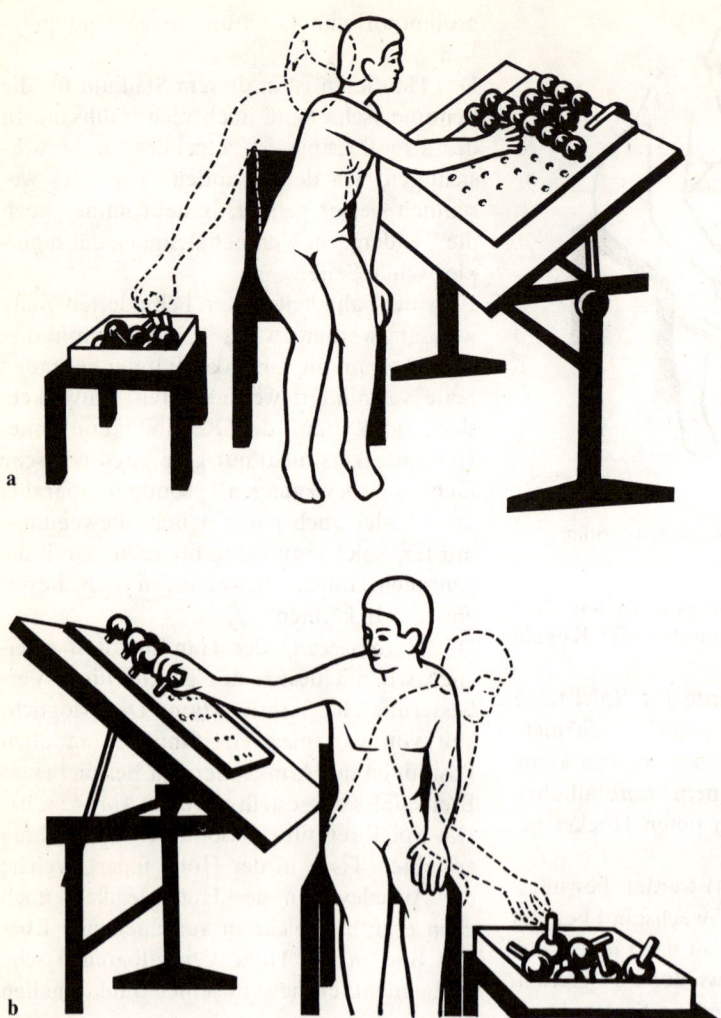

**Abb. 45. a** Kombiniertes Training von Hand, Arm, Schulter und Rumpf am Beispiel eines Brettspiels. **b** Variation bei der Verwendung eines Brettspiels

indem wir z. B. den Stuhl um 180° drehen (Abb. 45 b). Jetzt haben wir die Rotationsbewegung, während die rechte Hand links unten einen Spielstein holt; er wird mit einer schon recht anspruchsvollen Abduktionsbewegung des Arms in das Spielbrett eingesetzt.

Wird diese letzte Bewegungsphase jedoch mit Schulterretraktion, Innenrotation und Ellbogenflexion ausgeführt, so scheint der Rehabilitand damit überfordert zu sein und es müssen leichtere Bewegungen gewählt werden.

*Überforderungen führen leicht zu pathologischen Bewegungen. Geringere Anforderungen oder manuelle Unterstützung und Führung durch den Therapeuten können Abhilfe schaffen.*

Um beim Patienten das von uns gewünschte Bewegungsziel zu erreichen, lassen wir entweder die Spielsteine von unten ergreifen und nach oben einstecken, z. B. in ein Spielbrett, das hoch aufgehängt wurde (Abb. 26, 28), oder wir lassen ihn in den oberen Regionen greifen, immer wieder an einem anderen Ort (Abb. 12), um dann auf dem tief plazierten Spielbrett zu spielen (s. Abb. 43).

Bei derart vergrößerten Brettspielen können für das grobmotorische Greifen in allmählicher Steigerung Spielsteine mit verschiedenster Adaptation verwendet werden (s. Kap. X, Abschn. D).

Nicht nur Art und Form des zu ergreifenden Spielsteins bilden während des Rehabilitationsverlaufs *Steigerungsmöglichkeiten* im Übungsprogramm. Auch die Art und Weise, wie man etwas ergreifen läßt, kann erleichternd oder erschwerend gestaltet werden:

– Wir werden anfänglich die Dinge in einer vom Patienten leicht zu ergreifenden Position hinhalten.
– Der nächste Schritt ist, daß ein Gegenstand, der irgendwo liegt (auf dem Tisch, Stuhl oder Boden), vom Rehabilitanden aufgenommen wird. Dies erfordert schon ein reaktionsfähiges Zugreifen, da das Objekt bei der ersten Berührung wegrutschen oder -rollen kann. Auch muß die Hand durch Pro- und Supination und Handgelenkbewegungen in die nötige Funktionsstellung gebracht werden.
– Das Herausziehen des Spielsteins aus dem Spielbrett (vertikale Richtung) bedeutet eine weitere Erschwerung für die Planung der Bewegungsrichtung.
– Soll aus der Masse von Gegenständen, die in einer Schachtel liegen, einer herausgenommen werden, ist dies für einen Hemiplegiker wesentlich schwieriger, als einzeln liegende Dinge zu ergreifen, denn dosiertes Öffnen und Schließen der Hand wird nötig.
– Verlangt man sogar, etwas aus einem Sack zu holen, werden bei diesem Greifen ohne Augenkontrolle noch zusätzliche Ansprüche an die Sensibilität gestellt (Abb. 64).

Neben den Brettspielen sei noch ein anderes adaptiertes therapeutisches Spiel genannt. Es besteht aus Holzklötzen (8×8×4 cm oder 6×6×2 cm), die alle auf ihrer Oberseite mit Velcroband beschichtet sind. So können darauf die ebenfalls mit Velcro beklebten Teile von Zusammensetz-, Ergän-

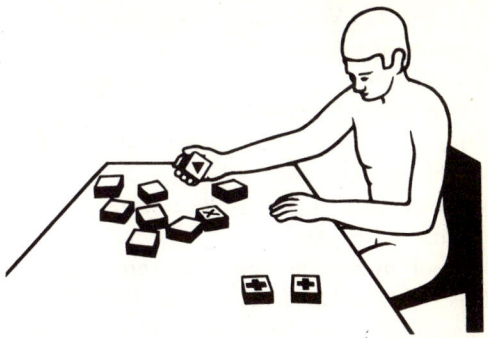

**Abb. 46.** Greifen und Loslassen in Pro- und Supination

zungs- oder Zuordnungsspielen ausgewechselt werden.

Damit außer der Greiffunktion auch die Koordination beider Hände geübt wird, wechselt nicht der Therapeut, sondern der Patient selbst die Spielsteine aus.

Wird mit den Holzblöcken Memory gespielt, kann damit der Wechsel von Pro- und Supination geübt werden (Abb. 46, 71).

Alle therapeutisch angewandten Spiele haben den Vorteil, daß die Bewegungsfolgen beliebig variiert werden können, daß man zusätzlich zum funktionellen Training noch andere Funktionen wie Hemianopsiekompensation, räumliches Vorstellungsvermögen und andere perzeptive Leistungen trainieren kann.

Zum Teil kann dies auch in manuellen Tätigkeiten und Techniken im 4. Stadium geübt werden. Hierzu einige Vorschläge:

*Holzarbeiten* erfordern die praktische Anwendung der wiederkehrenden Arm- und Handfunktion beim Sägen, Hobeln, Schmirgeln, Bohren und Zusammenfügen der Teile.

*Der Stoffdruck,* der im 3. Stadium noch tief unten ausgeführt wurde (s. Abb. 44), kann jetzt vielleicht schon auf die schräge hohe Tischplatte verlegt werden. Das Farbkissen ist tiefer unten plaziert, um Hin- und Rückbewegungen des Arms zu erreichen. Den schon möglichen Greiffunktionen entsprechend können die verschiedensten Stempeladaptationen verwendet werden.

*Das Weben* stellt viele vorteilhafte Anforderungen an einen Hemiparetiker:

- räumliches Vorstellungsvermögen,
- Hemianopsiekompensation,
- Einhaltung der richtigen Reihenfolge verschiedener Arbeitsgänge,
- häufiges Greifen und Loslassen in unterschiedlichen Positionen,
- verschiedenartige, große Bewegungsabläufe für die Arme,
- Koordination der oberen Extremitäten.

Das Weben hat jedoch eine Bewegungsphase, die für Hemiplegiker ungeeignet scheint: das Anschlagen des Webfadens mit dem Kamm. Dieser Arbeitsgang mit Flexion im Ellbogen und oft auch mit Retraktion der Schulter fördert leider oft das pathologische Muster der oberen Extremität. Je nach Webart muß bei dieser unvorteilhaften Flexionsbewegung sogar noch Widerstand überwunden werden.

Aus diesem Grund ist es ratsam, die Webtechnik dieser Behinderung anzupassen, indem man den Webrahmen um 180° dreht. Das Anschlagen des Webfadens erfordert jetzt eine Extensionsbewegung der Arme (Abb. 47).

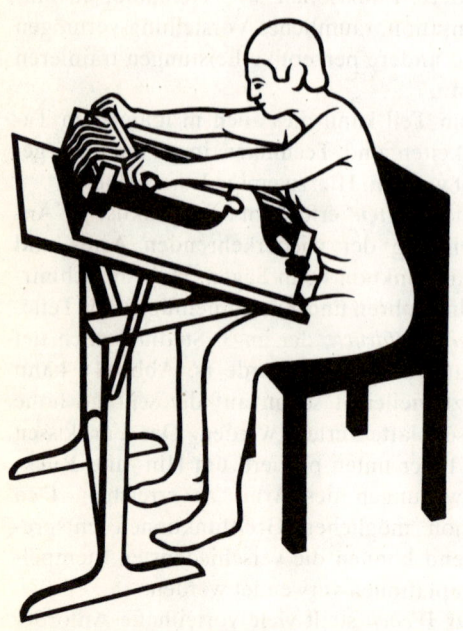

**Abb. 47.** Weben auf gedrehtem Webrahmen

In diesem Stadium stehen die Greifübungen im Vordergrund des ergotherapeutischen Trainings.

Welche Behandlungsmöglichkeiten haben wir jedoch, wenn die Beugespastizität bei einzelnen Patienten so ausgeprägt ist, daß das Greifen und Loslassen erheblich erschwert ist?

*Wir bereiten durch Stützübungen Arm und Hand für Greiffunktionen vor, da das Stützen eine Tonusnormalisierung zur Folge hat.*

Entweder dient das Stützen zur Vorbereitung für anschließende Greifübungen, oder man kombiniert Stütz- und Greiffunktionen miteinander, indem man beides im Wechsel übt.

## E. Stadium 4: Mangelnde Feinmotorik und Diadochokinese

In diesem Stadium behandeln wir Rehabilitanden, die entweder von Anfang an wenig behindert waren, oder die bereits große Fortschritte erzielt haben.

Diese Patienten haben eine gute Armfunktion und können greifen und loslassen. Jedoch genügen diese Arm-Hand-Funktionen den Anforderungen des täglichen Lebens und des Berufs oft noch nicht. Die höchstentwickelten Bewegungsfunktionen des Menschen, die feinmotorischen, sowie die reaktionsfähigen und geschickten Bewegungen fehlen in diesem Stadium noch.

Oft ist es nicht einfach, Hemiparetiker mit einer solch relativ geringen Behinderung gezielt zu behandeln und dabei effektive Fortschritte zu erzielen. Das liegt daran, daß wir beispielsweise bei ungenügender feinmotorischer Greiffunktion diese mit entsprechenden Fingerübungen und feinen Greifübungen nicht verbessern können, weil der eigentliche Auslösefaktor für die Funktionsverminderung ein anderer ist. Um auch in diesem Stadium noch Behandlungserfolge erzielen zu können, müssen wir sehr aufmerksam beobachten und analysieren, welches die tatsächlichen Probleme des Patienten sind. Um dies herauszufinden, lassen wir den Rehabilitanden die noch mangelhaften Handmanipulationen in Verbindung mit verschiedenen Körperhaltungen und Bewegungskombination ausführen, z. B. stehend, sitzend, in Armextension und -flexion, in Außen- oder Innenrotation, Pro- oder Supination, auf der ipsilateralen oder kontralateralen Seite, mit verschiedenen Kopf-, Schulter- und Rumpfhaltungen. Dabei erkennen wir, in welchen Bewegungskombinationen die Manipulationen besser gelingen und in welchen sie mühsamer sind. Die beobachteten auslösenden Problemfaktoren bilden dann den Grundstock für unsere Behandlungsplanung.

## 1. Statt Krafttraining Koordinationstraining mit Tonusnormalisierung

Selbst in einem sehr fortgeschrittenem Stadium, wenn keine eigentliche Spastizität mehr nachgewiesen werden kann, stören geringfügige Tonuserhöhungen die normale reziproke Innervation. Damit werden die Bewegungsabläufe mühsam und zähflüssig. In diesem wie in jedem anderen Erholungsstadium müssen wir bedenken, daß die Tonuserhöhung in der oberen Extremität meist zum Überwiegen der Flexoren führt. Bei der Wahl der ergotherapeutischen Techniken muß dieser Tendenz entgegengewirkt werden. Dies tun wir, indem wir auf keinen Fall die „Kraft" der Flexoren verstärken im Sinne eines Krafttrainings, sondern koordinierte Bewegungsabläufe anstreben.

Große Armbewegungen wirken tonusnormalisierend und begünstigen somit die feinmotorischen Fähigkeiten. Praktisch heißt das: beim Fingerweben verwendet man mit Vorteil lange Webfäden. So wird das feinmotorische Greifen des Fadens mit großen lockeren Bewegungen des Arms kombiniert. Bei Denkaufgaben, die mit Zündhölzern gelegt werden, kann der Behälter mit den Zündhölzchen so entfernt stehen, daß das gezielte Greifen und Loslassen der Hölzchen mit dazwischenliegenden großen Armbewegungen koordiniert wird.

Zur Tonusnormalisierung können immer wieder selektive Armbewegungen bei geöffneter Hand in das Therapieprogramm miteingefügt werden. So kann abwechslungsweise mit Ausschaltung von Greifbewegungen die Geschicklichkeit von Fingern, Hand und Arm geübt werden. Wenn man das 15er Schiebespiel (vgl. Abb. 25, 35a–c) nicht waagrecht, sondern schräg anbietet und es einhändig ausführen läßt, muß das ständige Herunterrutschen der Plättchen mit extendierten Fingern verhindert werden, während Daumenab- und adduktion die Seitschiebungen vornehmen.

Einen starken tonusnormalisierenden Effekt hat auch das Stützen oder das Schleifen am Schrägbrett. Beides kann beim feinmotorischen Training vorbereitend wirken oder in die Behandlung eingeschoben werden.

Wählt man eine Technik, bei der durch Druck, Zug oder Reibung ein Bewegungswiderstand zu überwinden ist, so muß die Technik evtl. so angewandt und adaptiert werden, daß der Widerstand bei der Extensionsbewegung zu überwinden ist und nicht bei der Flexion. Ein Beispiel hierfür wurde mit dem gedrehten Webrahmen gegeben. Eine ungeeignete Technik – auch in sehr fortgeschrittenem Stadium – ist das Makramee, da die Knüpffäden jeweils im Flexionsmuster festgezogen werden. Hingegen eignet sich das Klöppeln, was auch mit dickem und farbigem Garn ausgeführt werden kann, besser.

Manche Patienten klagen in diesem Stadium über Kraftlosigkeit in Arm und Hand. Daher vermissen einige Leser sicher an dieser Stelle ein entsprechendes Krafttraining für fortgeschrittene Rehabilitanden. Das, was der Rehabilitand jedoch als Muskelschwäche empfindet, ist eher eine Störung der Koordination von Agonisten und Antagonisten als Folge der gestörten reziproken Innervation. Wenn sich eine Muskelgruppe anspannen möchte, so kann sie dies nur unbefriedigend, weil es nicht zu einer ausreichenden reziproken Entspannung der Antagonisten kommt. Wir haben es bei fortgeschrittenen Hemiplegikern nicht mit einer allgemeinen Kraftlosigkeit zu tun, sondern mit einem gestörten Gleichgewicht zwischen Agonisten und Antagonisten.

Hierzu ein Beispiel:
Ein rechtsseitig paretischer Patient, von Beruf Maurer, hatte sich nach mehrmonatiger Therapie so gut von seiner Hemiplegie erholt, daß ein Arbeitsversuch unternommen wurde.
Der Patient klagte jedoch nach der ersten Arbeitswoche über noch zu geringe Kraft in Arm und Hand für seine Tätigkeit. Er war ein ausgeprägter Rechtshänder und wollte seine Maurerkelle wieder in die rechte Hand nehmen.
Für die Weiterführung der Therapie konnte ich mich jedoch nicht zu einem Krafttraining entschließen, ehe ich mich nicht an Ort und Stelle von der Notwendigkeit eines derartigen Trainings überzeugt hatte.
Ich besuchte also meinen Patienten an seinem Arbeitsplatz, um sowohl ihm als auch seinen Kollegen bei der Maurerarbeit zuzuschauen. Dabei beobachtete ich, daß bei meinem Patienten die Bewegungen wesentlich langsamer, mühsamer und recht zähflüssig waren. Es fehlte der elegante schwungvolle Wechsel von Pro- und Supination, um mit der Maurerkelle den Gips aus dem Bottich zu schöpfen und dann an die Wand zu klatschen. Bis dann der Gips endlich an der Wand klebte, war er schon teilweise erhärtet, so daß es jetzt mühsam wurde, ihn noch zu verstreichen.
Es fehlte durchaus nicht an Kraft, um das Arbeitsgerät in der Hand zu halten. Im Gegenteil: er hielt die Kelle so fest in seiner Faust, daß es ihm schwer fiel, sie wieder loszulassen. Jedoch das leichte Lösen der Faust ist für das Manipulieren des Griffs in der Hand notwendig. Für die verschiedenen Arbeitsgänge muß die Kelle ja immer wieder anders gegriffen werden. Und eben diesen Griffwechsel konnte der Rehabilitand noch nicht vollziehen. Indem die einen Muskelgruppen zu dominant wurden, konnten die Gegenspieler nicht aktionsfähig werden. Dies kann man nicht Kraftlosigkeit, sondern eher eine Störung der Kräfteverteilung nennen.
Nach dem Besuch dieses Arbeitsplatzes war mir klar, daß wir in der Fortsetzung der Therapie nicht „Kraft", sondern „Koordination" anzustreben hatten. Um diesen Hemiplegiker bestmöglich zu rehabilitieren, mußten also harmonische, schnelle und geschickte Bewegungsabläufe angestrebt werden, was nur bei normalem Muskeltonus möglich ist.
Dies war mir ein weiterer Beweis dafür, daß bei Patienten mit zentralnervös bedingten Behinderungen nicht Kraftlosigkeit das Problem ist, sondern die fehlende Harmonie der Kräfte und Bewegungen.
Ein Hemiplegiker benötigt folglich auch in fortgeschrittenem Erholungsstadium kein Krafttraining, sondern ein Koordinationstraining, um wieder normale koordinierte Bewegungen ausführen zu können.

## 2. Distale Funktionsverbesserung durch Behandlung der proximalen Gliederkette

Bei ungenügender und verlangsamter Feinmotorik sucht man fälschlicherweise oft Grund und Ursache ausschließlich im Finger-Hand-Bereich. Dabei übersieht man, daß die problemauslösenden Faktoren viel proximaler liegen können.

*Beispiele:*
– Asymmetrische Haltungen von Kopf und Rumpf, wie einseitige Belastung beim Stehen und Sitzen, Verkürzung der hemigischen Rumpfhälfte, Verdrehung in der Körperachse und Seitneigung oder Verdrehung des Kopfs.
– Im Schulterbereich gibt es vielerlei Auslösefaktoren für mangelhafte Feinmotorik. Zu nennen sind die typischen pathologischen Haltungen und Bewegungen mit Schulterretraktion und Innenrotation. In Bezug auf die Höhendifferenz beider Schultern beobachten wir bei den einen Patienten eine hochgezogene Schulter, die nicht gesenkt werden kann, bei den anderen hängt die Schulter konstant nach

unten hinten. Bewegungseinschränkungen im Schulterbereich stören selbstverständlich die fließenden Bewegungsabläufe der Funktionseinheit Schulter – Arm – Hand. Nicht selten ist eine schmerzende Schulter dafür verantwortlich.

– Viele Aktivitäten benötigen fortlaufende Bewegungen. So kommen bei der Anteversion des Arms fließend die Bewegungen des Schultergürtels hinzu, und beim Greifakt der Finger beteiligt sich funktionsangepaßt das Handgelenk.

Ohne diese fortlaufenden fließenden Bewegungen der Gliederkette unserer oberen Extremität ist kein Schreibfluß zu erreichen, denn trotz guter Handfunktion können bei blockierter Schulter Arm und Hand nicht weitergeführt werden.

– Während für die einen Aktivitäten vorwiegend flüssige fortlaufende Bewegungen erforderlich sind, verlangen andere Tätigkeiten mehr die Fähigkeit des Haltens und Stabilisierens, vor allem proximal, um dann distal kontrolliert zu manipulieren. Diese Haltefunktionen können in Qualität und Ausdauer ungenügend sein, was sich dann in der distalen Feinmotorik auswirkt.

– Erst mit der Fähigkeit, in die Innenhand zu schauen, wird eine gute Handfunktion möglich; das bedeutet, daß aus einer ungenügenden Supinationsfähigkeit eine schlechte Handfunktion resultieren kann.

– Ein unkontrolliertes Handgelenk, sowohl in den Halte- wie in den Bewegungsfunktionen, macht es unmöglich, die Finger geschickt zu gebrauchen.

Um im distalen Bereich feinmotorische Funktionsverbesserungen zu erzielen, müssen wir die obere Extremität als eine Funktionseinheit betrachten und diese Gliederkette als Ganzes behandeln. Indem wir die proximalen Funktionen von Rumpf, Kopf und Schultergürtel therapeutisch beeinflussen, wirken wir damit automatisch auf die distalen Funktionen ein. Wir wählen Bewegungsabläufe, die den jeweiligen pathologischen Mustern entgegenwirken und ermöglichen dem Rehabilitanden damit gleichzeitig schmerzfreies hantieren. So lassen wir beispielsweise bei schmerzhafter Schulterretraktion immer wieder über die Körpermittellinie greifen. Die dabei entstehende Rotationsbewegung des Schultergürtels mit Schulterprotraktion normalisiert den Muskeltonus von proximal nach distal und begünstigt somit die Feinmotorik. Wir lassen einen Gegenstand diagonal vor dem Körper wegschieben oder von dort holen. Und wenn wir den zu ergreifenden Gegenstand (Stab, Stift) noch schräg anreichen, bezwecken wir damit eine vermehrte Außenrotation und Supination.

Um einen geläufigen Schreibfluß zu erzielen, strebt man die Weiterführung der Hand mit fließenden Schulter-Arm-Funktionen an. Die eigentliche Schreibschrift nochmals zurückstellend läßt man lange Striche ziehen, die frei oder an einem Lineal entlang gezogen werden und ein geometrisches Muster ergeben. In gleicher Weise läßt man durchgehende Wellenlinien ziehen. Auch das Auswischen einer Tafel oder einer beschriebenen Tischplatte erfordert die gewünschten Bewegungsabläufe.

Die Stiftführung mit fortlaufenden Armbewegungen haben wir auch, wenn wir mit dem Gummi eines umgedrehten Bleistifts Dominosteine in der linken unteren Ecke des Tisches auswählen (= Rotation, Protraktion) und rechts oben anlegen lassen (= Anteversion, Extension).

Ist das Stützen gegen die Wand oder auf einen schräg gestellten Tisch erschwert, so gelingt es kaum, ein Bild an der Wand zu fixieren, bis es mit Klebern dort befestigt wird. Die ungenügenden proximalen Haltefunktionen sind hierfür verantwortlich. Dieses Halten und Stabilisieren wird erforderlich, wenn wir das vergrößerte 15er Schiebespiel schräg fixieren und bimanuell ausführen lassen, denn irgendein Plättchen muß dann immer stützend gehalten werden damit es nicht nach unten rutscht. Eine Steigerung dazu ist es, wenn man ein großflächiges Papiermosaik an einer Korkwand erst mit der Stützfunktion und schließlich mit Reißnägeln fixieren läßt.

Die Verbindung von Halte- und Stützfunktionen erfordert auch das Stempeln gegen den schräg gestellten Tisch. Verwischt der Stempeldruck, indem er nach unten rutscht, so ist dies ein Zeichen dafür, daß das Halten des Arms in Anteversion ungenügend ist. Bei einer abgedrehten Druckverwischung ist es eher die pathologische Innenrotion in der Schulter oder die Pronation im Vorderarm, die zu dem unbefriedigenden Druckresultat führt.

Supinationsbewegungen können gefördert werden mit Spielen wie Memory oder Reversi oder mit einer Lederrillarbeit.

Im Bereich des Handgelenks muß mit Stoß-, Schiebe- und Wischbewegungen die wichtige Dorsalflexion angestrebt werden, um schließlich gut dosierte Fingermanipulationen zu erzielen.

### 3. Opposition des Daumens gegenüber den Fingern

Oft opponiert der Daumen wohl zu den Fingerbeeren des 2. und 3. Fingers, jedoch nicht bis zum 4. und 5. Finger. Damit sind die feinen Greiffunktionen beeinträchtigt sowie die Dreh-, Roll- und Schraubbewegungen. Bei ungenügender Opposition ist es auch schwer, dünne Gegenstände vom Tisch aufzunehmen wie Karten, Scheiben oder Stäbchen.

Man übt den Spitzgriff zu jedem Finger zunächst mit etwas gröberen und schließlich mit feinen Gegenständen. Mit Schraub- und Drehbewegungen läßt sich die Opposition bei mancher Technik trainieren.

### 4. Diadochokinese und automatische Reaktionen

Nicht selten sind geringfügige Tonuserhöhungen und Spuren von pathologischen Haltungen und Bewegungen Grund und Ursache für eine Dysdiadochokinese und für verzögerte oder fehlende automatische Reaktionen.

Die Vorbedingung für diese schnellen Bewegungen ist ein normaler anpassungsfähiger Muskeltonus.

Schnelle wechselnde Bewegungen und automatische Reaktionen erfordern Ball-, Ring- und Ballonspiele. So können dem Hemiparetiker auf einem langen Tisch in raschem Wechsel kleine Gummibälle zugerollt werden, die er dann mal unilateral, mal bilateral oder rechts und links abwechselnd, mal in Pronation und mal in Supination zurückrollt. An einem Stab, dicken Seil oder einem großen Greifring trainieren wir die Diadochokinese mit der Forderung von schnellen sich abwechselnden Greifpositionen (Abb. 48 a). Der Ring kann dafür in jede Höhen-, Tiefen- und Schräglage gebracht werden. Verläuft er waagrecht, ist das wechselseitige Üben von Pro- und Supinationsbewegungen möglich (Abb. 48 b).

Viele der alltäglichen Verrichtungen, die alternierende Bewegungen erfordern, können wir in die Therapie miteinbeziehen.

Zum Beispiel:
- Ausklopfen eines staubigen Kleidungsstücks,
- Abreiben und Polieren von Dingen,
- Feilen und Schleifen bei Werkarbeiten,
- Handhaben von Schraubenzieher oder Hammer,
- Drehen von Schraubenmuttern,
- Ausmalen und Schraffieren von Flächen (Schreibvorübung).

### 5. Andere Behinderungen, welche die Feinmotorik beeinträchtigen

Bei Störungen der feinen und geschickten Handmanipulationen müssen wir daran denken, daß oft auch andere als nur motorische Störungen dafür verantwortlich gemacht werden können. Ohne hier auf die Behandlung einzugehen, sollen einige kurz in Erinnerung gerufen werden.

Zurückgebliebene Kontrakturen, z.B. nach einem Schulter-Hand-Syndrom lassen die feinmotorischen Fähigkeiten sich kaum entwickeln.

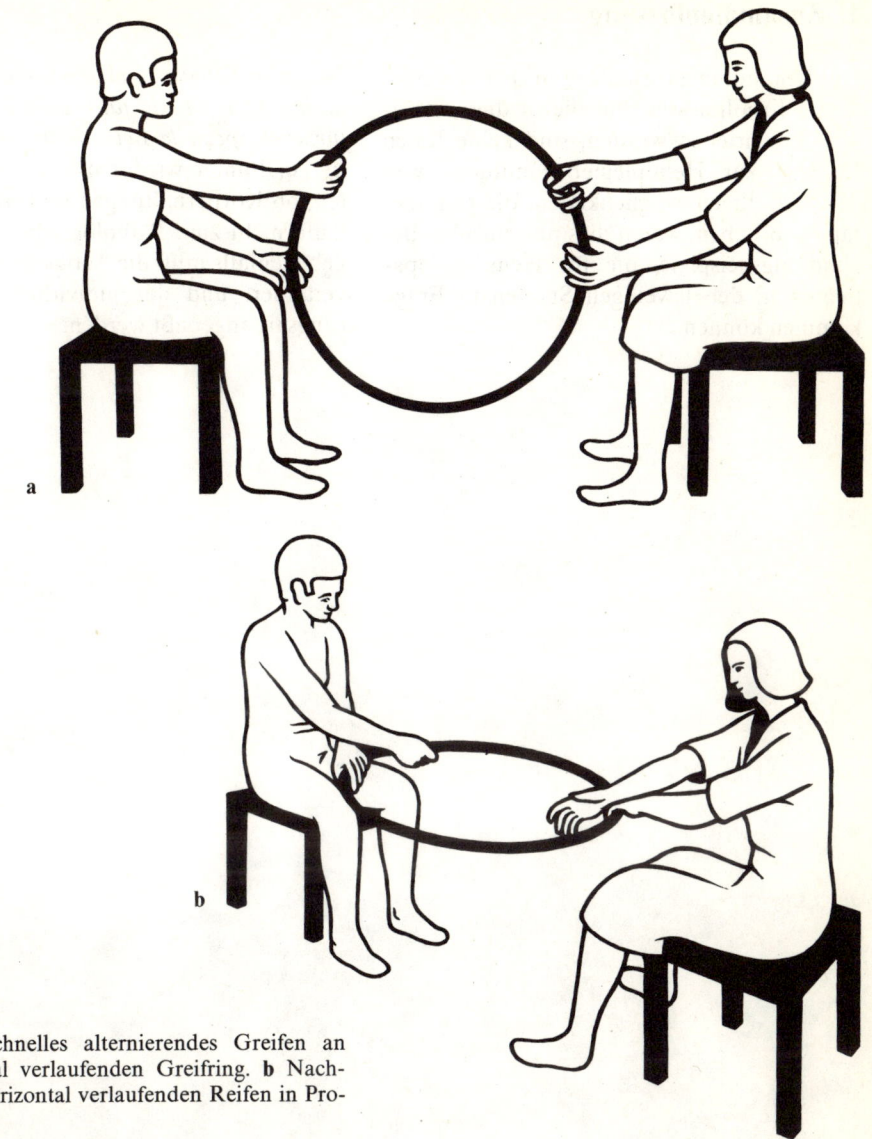

**Abb. 48. a** Schnelles alternierendes Greifen an einem vertikal verlaufenden Greifring. **b** Nachgreifen am horizontal verlaufenden Reifen in Pronation

Geringfügige Sensibilitätsstörungen, die vielleicht mit einem üblichen Sensibilitätstest nicht mehr nachweisbar sind, beeinträchtigen die Motorik sehr stark.

Körperschemastörungen, die Vernachlässigung einer Körperseite und die verschiedenen Apraxieformen wirken sich stark auf die Handhabungen aus.

Die Hemianopsie, das Sehen von Doppelbildern, Blickparesen, andere optische Behinderungen und Störungen der visuellen Wahrnehmungsfähigkeit lassen die motorischen Fähigkeiten vermindert erscheinen. Verbunden damit sind oft Störungen der Augen-Hand-Koordination zu beobachten.

Patienten, die manuell ungeschickt wirken, können Schwierigkeiten in der Konstruktionsfähigkeit haben, und ebenso kann die Planung, vor allem von mehrteiligen Aufgaben, erschwert sein.

# F. Zusammenfassung

Die Behandlungsvorschläge in den verschiedenen Erholungsstadien, die in diesem Kapitel beschrieben wurden, sind keine festen Rezepte zur Hemiplegiebehandlung. Von den vielfältigen Möglichkeiten, die Ergotherapeuten haben, waren dies nur einzelne Behandlungsbeispiele, die für Hemiplegiepatienten in den jeweiligen Stadien in Frage kommen können.

*Bei jeder Tätigkeit müssen wir unbedingt kritisch prüfen, ob sie für diesen Patienten und für seine spezielle Behinderung wirklich richtig ist.* Immer wieder müssen wir beobachten, ob Körperhaltungen und Bewegungsabläufe nicht zum Pathologischen neigen. Gegebenenfalls muß die Tätigkeit entsprechend verändert und der individuellen Behinderungsart angepaßt werden.

# VII. Bilaterale Betätigungen in der Gruppe

Die angewandte Ergotherapie bei Hemiplegikern, wie sie im vorigen Kapitel beschrieben wurde, ist praktisch nur in Einzelbehandlungen durchführbar, will man die individuelle Behinderung jedes einzelnen Hirngeschädigten genügend berücksichtigen.

Benötigen Patienten mit ausgeprägter oder bleibender Behinderung der oberen Extremität eine Therapieintensivierung oder eine Dauerbehandlung, drängt sich vereinzelt die Frage auf, ausnahmsweise wenigstens die bilaterale Behandlungsart der Hemiplegie auch gruppenweise anzuwenden.

Die Ausführung von Aktivitäten in anderer als der bilateralen Art lassen sich bei einer ganzen Patientengruppe nur schwer vom Therapeuten kontrollieren.

## A. Indikationen für die Gruppenbehandlung

- Zur Intensivierung und Ergänzung der Einzelbehandlungen.
- Zur Stimulierung schlecht motivierter und resignierter Patienten. Manchmal lassen sich Hemiplegiker durch die Begegnung gleichartig Behinderter eher zur aktiven Mitarbeit in der Therapie anregen als durch einen Therapeuten.
- Zur Vermeidung von Rückschritten und Verschlechterungen, die bei vorübergehendem akuten Therapeutenmangel (z. B. Ferienzeit) durch den Ausfall der Einzeltherapien zu befürchten sind.
- Als Übergang von der Einzeltherapie zur „Selbstbehandlung" durch den Patienten nach der Entlassung aus Krankenhaus

und Therapie. Übungsanleitungen für ein Heimprogramm sollten auf diese Weise langsam vom Patienten zur späteren selbständigen Weiterführung übernommen werden.
- Zur Erhaltung des Therapieresultats bei Patienten von Alten- und Pflegeabteilungen. Liegt die Hemiplegie schon viele Jahre zurück und sind die therapeutischen Möglichkeiten ausgeschöpft, so daß keine Verbesserung mehr zu erwarten ist, dann besteht oft die Gefahr, daß in diesem chronischen Stadium ohne tägliches Durchbewegen Fehlhaltungen und Kontrakturen entstehen, besonders bei inaktiven Patienten. Eine solche Erhaltungstherapie, die meist über Jahre weiter geführt werden muß, ist aus personeller Sicht meist nur gruppenweise möglich.

## B. Kontraindikationen für Gruppenbehandlungen

- Sehr schwer behinderte Patienten, die beispielsweise wegen mangelnder Sitzbalance, ausgeprägten pathologischen Bewegungsmustern und Spastizität ständige Kontrolle und Hilfe von Therapeuten benötigen.
- Patienten mit sehr geringer Belastbarkeit.
- Patienten, die aus irgendwelchen Gründen nicht gruppenfähig sind.
- Wenn die Aphasie eines Patienten – vor allem der rezeptorische Anteil – so ausgeprägt ist, daß für ihn die Gruppe zur Frustration wird. Allgemein können jedoch aphatische und nichtaphatische Hemiple-

giker in einer Gruppe gemischt werden, denn die Gespräche der nichtsprachbehinderten Patienten können die Aphatiker stimulieren.

Gruppentherapie darf nicht zur Massenabfertigung aller Hemiplegiepatienten werden. Die unerläßliche Einzeltherapie am Anfang und in den verschiedenen Erholungsstadien kann damit nicht ersetzt werden.

## C. Grundsätzliches zur Gruppentherapie

– Eine Gruppe, die von 1–2 Therapeuten geleitet wird, kann aus 4, maximal 6 Gruppenteilnehmern bestehen.
– Wenn irgend möglich, steigen alle vom Rollstuhl auf einen gewöhnlichen, festen Stuhl um. Nur bei ungenügender Sitzbalance wird aus Sicherheitsgründen ausnahmsweise ein Armlehnstuhl verwendet.
– Die Sitzordnung wählt man möglichst kreisförmig, oder man läßt die Patienten um einen quadratischen oder rechteckigen Tisch sitzen. Der Therapeut hat selten einen festen Platz, da mal beim einen, mal beim anderen Patienten Korrekturen und Hilfeleistungen erforderlich sind.

– Die Wahl der Betätigungen muß der Zusammensetzung jeder Gruppe angepaßt werden. Beim Konkurrenzkampf müssen alle Teilnehmer etwa gleiche Chancen haben. Somit sind solche therapeutisch angewandten Spiele und Techniken als geeignet zu empfehlen, die mehr von Glücks- und Zufallstendenzen als vom taktischen und sprachlichen Können (Aphatiker wären benachteiligt) abhängig sind.
– Vorzugsweise läßt man Gruppenaktivitäten mit gefalteten Händen ausführen. Bei den angewandten Armbewegungen mit „Bethaltung" der Hände hemmt jeder Patient selbst seine Spastizität. Die therapeutische Kontrolle über mehrere Patienten wird so eher möglich.
– Alle Gruppenteilnehmer sollten eine möglichst symmetrische Sitzhaltung einnehmen, dazu gehört auch die eigene Kontrolle über die Beinstellung.
– Um die Schulterretraktion auf der hemiplegischen Seite zu vermeiden, kann man für die ganze Gruppe zur Regel machen: immer – auch in Arbeits- oder Spielpausen – müssen beide Ellbogen – bei gestreckten wie bei gebeugten Armen – auf oder über dem Tisch sein (Abb. 49).
– Die Betätigungen sollten so gewählt werden, daß Bewegungsfolgen nach vorne,

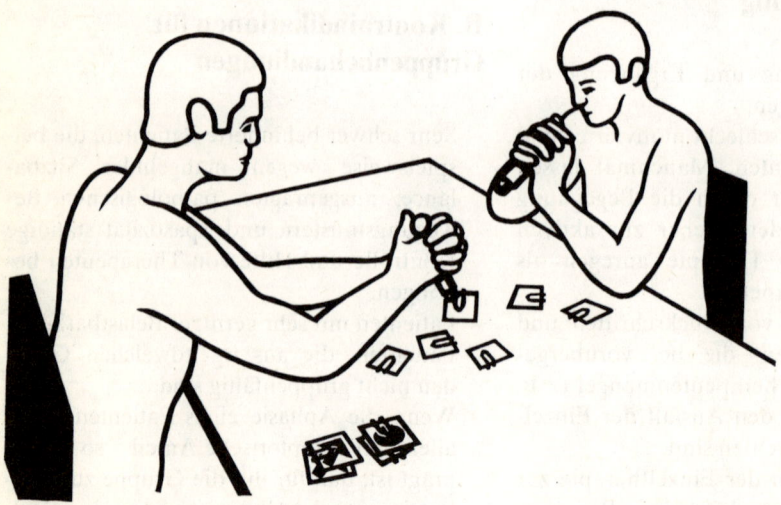

**Abb. 49.** Symmetrische Rumpf-Schulter-Haltung in Ruhe- und Arbeitsphasen beim Memory

nach oben, sowie nach beiden Seiten erforderlich werden.

– Der Kontakt zwischen den einzelnen Gruppenteilnehmern soll gepflegt werden. Eventuell muß der Therapeut die Gespräche und Kontakte unter den Gruppenteilnehmern fördern. Zuvor oder während kurzer Gespräche können die gefalteten Hände auf den Kopf oder in den Nacken gelegt werden.

– Zur Abwechslung können Gruppenaktivitäten auch mit Musik begleitet werden.

## D. Beispiele für bilaterale Betätigungen in der Gruppe

1. Rollen (Büchsen, Rundhölze) oder Bälle auf einem entsprechend großen Tisch einander zurollen:

a) Mit den verschränkten Fingern den Ball nach vorne und auch zur Seite schieben; dabei können die Unterarme auf dem Tisch rutschen (Abb. 22).

b) Den Ball zwischen den Unterarmen einfangen, ehe weitergerollt wird. Das Zurückrollen geschieht jetzt durch Auflegen der ulnaren Handkanten (Abb. 23).

c) In Pronation der Vorderarme, bei flektierten Ellbogen und leichter Abduktion/Innenrotation beider Arme werden die Innenflächen der Hände auf den Ball aufgelegt. Indem Innenhand und Unterarme über den Ball abgerollt werden, wird dieser zur Seite dem nächsten Partner abgegeben (Abb. 24).

d) Ausnahmsweise in extremer Pronation und Innenrotation den Ball mit den Handinnenflächen nach vorne stoßen bei gleichzeitiger Extension des Ellbogens und des Handgelenks.

e) Den Ball durch Hindernisse durchrollen lassen, oder versuchen, die in der Mitte des Tisches aufgestellten Kegel umzuwerfen.

Selbstverständlich können die Rollvariationen noch weiter ergänzt werden. Es kann mit einem oder mit mehreren Bällen gerollt

werden. Neben den motorischen Funktionen werden Aufmerksamkeit, Reaktionsfähigkeit und die Kompensation von Gesichtsfeldausfällen geübt. Versucht man das Tempo zu steigern, darf es dabei nicht zu allzu hastigen und abrupten Bewegungen kommen, sonst besteht die Gefahr der Spasmuszunahme.

2. Ballonstoßen:
Die ganze Gruppe muß dafür sorgen, daß der Luftballon in der Luft bleibt und nie ganz herunterkommt. Dasselbe kann evtl. auch mit einem Wasserball ausgeführt werden. Ein normaler harter Ball scheint nicht so geeignet dafür, weil es dabei leicht zu abrupten Bewegungen kommt.

3. Weitergeben von Dingen in der Runde von einem zum anderen:

a) Einen Rundholzstab bilateral zwischen den gefalteten Händen weitergeben: senkrecht – in Mittelstellung der Arme; waagerecht – mit Pro- und Supination im Vorderarm; hoch oben – mit Elevation der Arme; unter der Tischplatte – ohne Augenkontrolle; an den Ecken des Tisches – mit Rotation von Kopf und Schultergürtel und Sitzbalancetraining.

b) Karten für Zuordnungsspiele in der Art eines Lottos oder Quartetts (beides für Erwachsene angepaßt) von Partner zu Partner schieben lassen, bis sie beim richtigen angekommen sind.

c) Material und Werkzeug, welches vom Therapeuten auf den Tisch gebracht wird, muß nicht von ihm verteilt werden, sondern die Patienten schieben und reichen sich die Dinge, bis jeder das Notwendige hat.

4. Kartenschiebespiele: ·
Jeder Patient bekommt ein Depot, aus dem er ergänzend anlegen und anschließen kann, z.B. Contact, Banda, Elferspiel und Domino.

5. Brett- und Würfelspiele:
Die Brettspiele müssen zu Steckspielen umgearbeitet werden, so daß die Spiel-

steine mit bilateralem Griff in den Löchern versetzt werden können. Gewürfelt wird wie in Abb. 30. Beispiele: reine Würfelspiele, Halma, Eile mit Weile (entspricht etwa dem Mensch ärgere dich nicht).

6. Memory mit Magnetstäben:
Beliebige Kartenpaare (Bilder, Zahlen oder Spielkarten im Doppel) können dazu verwendet werden. An jede Karte wird eine Büroklammer geheftet. Gedreht werden die Karten mit einem Holzstab, an dessen unterem Ende ein Magnet befestigt ist (Abb. 49).

7. Malen, Drucken und Stempeln als Gemeinschaftsarbeit:
Pinsel, Farbstifte oder Stempel mit Griffen werden wieder zwischen den Händen gehalten. Ein großes Stück Papier kann nach einem gegebenen oder von der Gruppe vorgeschlagenen Thema gestaltet werden.
Auch Stoffe können bedruckt werden, evtl. mit Hilfe einer Schablone (vgl. Abb. 29).
Weitere Beispiele und Variationen für bilaterale Gruppenaktivitäten bleiben der Phantasie jedes Ergotherapeuten überlassen. Abschließend zu diesem Thema sei nochmals darauf hingewiesen, daß Hemiplegiebehandlungen nur ausnahmsweise in der Gruppe durchführbar sind.
Die individuelle Behinderung Hirngeschädigter verlangt meistens eine ebenso individuell angepaßte Behandlung, es muß praktisch immer Einzeltherapie durchgeführt werden, um so auch gleichzeitig jeder einzelnen Persönlichkeit gerecht zu werden.

# VIII. Sensibilitätsstörungen

## A. Funktion und Qualität der Sensibilität

Neben dem Hören, Schmecken, Riechen und Sehen ist die Sensibilität eine weitere Sinnesleistung, die aus verschiedenen Empfindungen gebildet wird.

Unter Sensibilität versteht man u. a.: Empfindlichkeit, Empfindungsfähigkeit, Feinheit des Empfindens, Aufnahmefähigkeit für Empfindungsreize, Reizempfindlichkeit.

Die Hand kann greifen, heben, kräftige wie auch dosierte Bewegungen ausführen, sie kann gestikulieren, kurz sie ist zu den differenziertesten Manipulationen fähig. Solange diese komplizierten, vielfältigen Aktivitäten normal funktionieren, denken wir kaum daran, daß der Hand solche ausführende Leistungen nur möglich sind, weil sie zusätzlich noch wahrnehmende Funktionen hat. Neben dem Mund (Lippen und Zunge) hat die Hand die bestentwickelte Sensibilität unseres Körpers.

Je nach Lokalisation und Ausdehnung des Herds im ZNS können zu den motorischen Ausfällen noch die Störungen der Sensibilität kommen. Ausfälle dieser höchstentwickelten wahrnehmenden Funktionen können auch isoliert auftreten.

Selbst wenn Sensibilitätsstörungen die einzigen Folgen einer Hirnläsion ohne zusätzliche motorische Ausfälle sind, können sie dennoch den Betroffenen in der Motorik ganz wesentlich behindern.

Kommt zur motorischen Behinderung noch ein sensorischer Ausfall hinzu, wird das Krankheitsbild des Hemiplegikers komplexer.

Eine Sensibilitätsstörung ist als eine erhebliche Behinderung zu betrachten. Ausfälle können mitunter auf der ganzen Körperseite eines Hemiplegikers festgestellt werden. Am auffälligsten und störendsten sind sie im Bereich der oberen Extremität.

## 1. Unterteilung der Sensibilitätsfunktionen

Die taktil-kinästhetischen Wahrnehmungen sind ein Geflecht von verschiedenen sensorischen Einflüssen und Vorgängen. Eine Wahrnehmungsart ergänzt und unterstützt die andere. Auf diese Weise bekommt das ZNS gesicherte Informationen aus der Peripherie. Trotz dieser schwer trennbaren Zusammenhänge wird die Sensibilität grob aufgeteilt in den Bereich der Tiefensensibilität und den der Oberflächensensibilität.

Die Kenntnisse der verschiedenartigen Sensibilitätswahrnehmungen benötigt der Arzt für die Differentialdiagnostik und der Therapeut, damit er ein besseres Verständnis für die Auswirkungen und somit eine Basis für eine gezielte Therapieplanung bekommt.

**Tiefensensibilität:** Die Tiefensensibilität kann man als unseren Stellungs-, Lage-, Bewegungs- und Kraftsinn bezeichnen. Die sensiblen, propriozeptiven, kinästhetischen Informationen kommen aus tieferliegenden Regionen (Muskeln, Sehnen, Periost und Gelenke).

Die Tiefensensibilität gibt uns das Empfinden über Raumlage und Bewegungsausmaß von Körper und Extremitäten. Mit Hilfe der Tiefensensibilität kann sowohl die Bewegungsgeschwindigkeit und -richtung bemessen werden als auch die Muskelkraft, die bei einem gegebenen Widerstand nötig ist. Die

Meldungen über den Spannungszustand der Muskulatur dienen der Bewegungskontrolle. So entsteht ein Wirkungskreislauf, in welchem das ZNS fortlaufend die sensiblen proprioceptiven Meldungen mit entsprechenden motorischen Reaktionen beantwortet, welche stimulierender oder hemmender Art sein können.

Wir wissen also, daß die sensiblen Informationen nicht nur der Wahrnehmung von Sinnesreizen dienen, sondern auch eine regulierende Kontrolle der Motorik besitzen. Eine Störung der Tiefensensibilität stellt somit immer eine sensomotorische Behinderung dar.

**Oberflächensensibilität:** Die Oberflächensensibilität ist unser Tastsinn. Die exterozeptiven, taktilen Stimuli, die von außen auf die Hautoberfläche zukommen, wie Berührung, Druck, Wärme, Kälte und Schmerzempfindung, werden von den Hautsinnesorganen aufgenommen und an die zuständigen Informationsstellen des ZNS weitergeleitet.

**Stereognosie:** Unter Stereognosie versteht man die Fähigkeit, dreidimensionale Gegenstände taktil zu erkennen. Dies scheint eine kombinierte Wahrnehmung von Oberflächensensibilität und Tiefensensibilität zu sein. Eine intakte Stereognosie befähigt dazu, Gegenstände durch betasten sowohl in ihrer Oberflächenbeschaffenheit (Material), als auch in Form, Größe und Festigkeit zu identifizieren. Ausfälle der Oberflächensensibilität wie auch der Tiefensensibilität können zu einer Astereognosie (oder Stereoagnosie) führen. Dieser Sensibilitätsverlust wird auch als *taktil-kinästhetische* Wahrnehmungsstörung bezeichnet, da sowohl die taktile als auch die kinästhetische Perzeption gestört sein kann.

## 2. Sensibilität und Körperschema

Nicht nur Sensibilität und Motorik haben eine enge Verbindung und Koppelung ihrer Funktionen. Auch andere Hirnfunktionen berühren und überschneiden sich.

Störungen der Sensibilität, vor allem der propriozeptiven, sind besonders schwer zu trennen von den Störungen des Körperschemas.

Während man unter der Tiefensensibilität die kinästhetischen Wahrnehmungen des Stellungs- und Bewegungssinns von Körper und Extremitäten versteht, ist bei einem intakten Körperschema eine gute Orientierung am eigenen Körper möglich, sowie die Fähigkeit visuell und taktil Wahrgenommenes auf den eigenen Körper zu übertragen.

Hierzu 3 Beispiele:

– Prüfung der Fingerbenennung bei leichter und starker Berührung. Zeigt ein Patient hierbei keine Reaktion und nimmt nichts wahr, weder bei der Druckstimulation noch bei der Berührung, so läßt dies auf eine Sensibilitätsstörung schließen. Werden vom Patienten jedoch andere als die jeweils berührten Finger genannt, läßt dies eher auf eine Körperschemastörung schließen.

– Um Haltungen und Bewegungen von einer Körperseite auf die andere zu übertragen oder um von uns vorgemachte Bewegungsabläufe nachzuahmen, ist nicht nur eine gute Motorik und Tiefensensibilität nötig, sondern auch zusätzlich ein intaktes Körperschema.

– Beim Selbsthilfetraining steckt der hemiplegische Arm im Kleidungsstück und kommt weder vorwärts noch rückwärts. Bei reiner Störung der Sensibilität wird der Patient in Kombination mit der visuellen Kontrolle und durch Abtasten mit der gesunden Hand dieses Problem lösen können. Ein Patient mit Körperschemastörungen dagegen kann sich in solchen Situationen kaum selbst helfen, da ihm die Beziehung seines Körpers zur Umgebung – in diesem Fall zum Kleidungsstück – fehlt.

Der Vollständigkeit halber sollen noch 3 Arten von Sensibilitätsstörungen genannt werden, die jedoch bei der ergotherapeutischen Behandlung von Hemiplegikern eher als Randgebiete zu betrachten sind und deshalb bei der nachfolgenden Beschreibung der Prüfungs- und Behandlungsmöglichkeiten nicht berücksichtigt werden.

### 3. Sensibilitätsstörungen der unteren Extremität

Am ganzen Körper hat ein Mensch Sensibilitätswahrnehmungen. Diese sind jedoch in den verschiedenen Körperregionen unterschiedlich stark ausgeprägt. So sind beispielsweise die taktil-kinästhetischen Wahrnehmungsfähigkeiten an Beinen und Füßen weniger ausgebildet als an den Händen.

Im allgemeinen wenden wir Ergotherapeuten uns vermehrt der oberen Extremität mit ihrer differenzierten Sensibilität zu. Wir dürfen jedoch nicht vergessen, daß auch die untere Extremität eines Hemiplegikers verminderte Gefühlswahrnehmungen haben kann.

Bei gestörter Oberflächensensibilität fehlt beispielsweise die Kontrolle, ob die Ferse den Boden berührt oder nicht. Auch kommt es vor, daß Patienten einen locker sitzenden Hausschuh verlieren, ohne dies zu merken.

Propriozeptive Störungen der unteren Extremität verunsichern den Gang, vor allem auf unebenem Boden, erschweren das Treppengehen und beeinträchtigen die Autofahrtüchtigkeit, da das Drücken der Fußpedale schlecht kontrolliert werden kann.

Physiotherapeuten beziehen diese Störungen mit in ihre Behandlung ein. In der Ergotherapie werden wir Patienten mit Sensibilitätsstörungen der unteren Extremität vermehrt stehend arbeiten lassen, wobei wir auf eine kontrollierte Belastung des betroffenen Beins achten.

Bei gewissen Tätigkeiten, vor allem beim Haushalttraining, müssen wir durch entsprechende Vorsichtsmaßnahmen und Kompensationen Verbrennungen und Verletzungen der unteren Extremität vermeiden.

### 4. Fazialisparese

Die Sensibilitätsstörungen im Bereich des Gesichts sind meist verbunden mit einer mehr oder weniger stark ausgeprägten Fazialisparese.

Beim Eßtraining müssen Verletzungen im Gesichts- und besonders im Mundbereich vermieden werden. Bei Gefühlsstörungen der Lippen sollte deshalb von uns nie ein kombiniertes Gabelmesser abgegeben werden, sondern ein gewöhnliches Wiegemesser ohne Gabelzacken, mit dem nicht gegessen wird.

Die fehlende Sensibilität im Mundbereich erschwert den kontrollierten Lippenschluß oder macht ihn unmöglich. Das kann zu Speichelfluß, zu unsauberem Essen und zu einer undeutlichen Aussprache führen.

Mund- und Gesichtsbehandlungen werden oft von Physiotherapeuten ausgeführt. Aber auch in der Sprachtherapie und beim ergotherapeutischen Eßtraining muß die Behandlung der Fazialisparese miteingeschlossen werden. Teils sind desensibilisierende Maßnahmen notwendig, teils auch Stimulationen (z. B. Eis, Pinseln), um Lippenschluß, Zungen-, Kau- und Schluckbewegungen anzubahnen.

### 5. Verstärkte Reaktionen auf taktile Reize

Im Vergleich zum zerebral geschädigten Kind treffen wir sensorisch bedingte Überempfindlichkeiten beim erwachsenen Hirngeschädigten nur sehr selten an.

Ihre Auswirkung ist meist eine verstärkte motorische Reaktion auf eine normale taktile Berührung. Die Patienten haben z. B. eine Art Greifreflex, wenn ihre Innenhand mit einem Gegenstand in Kontakt kommt.

Bei solch taktilen Überempfindlichkeiten wird in der Therapie eine Art Desensibilisierung nötig. Man beginnt mit relativ kräftigen Stimulationen, z. B. Druck, da diese eher akzeptiert werden können, ehe man langsam zu feineren Berührungen abstuft.

### B. Auswirkungen von Sensibilitätsstörungen

Warum versuchen wir Sensibilitätsstörungen, die durch eine Schädigung des ZNS entstanden sind, mit ergotherapeutischen Maßnahmen zu verbessern?

Um dies erklären und begründen zu können, und auch um eine entsprechende Therapie zu planen, müssen wir uns die Auswirkungen und die damit verbundene Behinderung bei dieser Art sensorischer Störungen vor Augen halten.

## 1. Hemmung der Motorik

Taktil-kinästhetische Störungen können die Motorik ganz wesentlich beeinträchtigen. Die spontane Besserung der Bewegungsfunktionen und die Behandlungserfolge sind von einer intakten Sensibilität abhängig. Patienten mit ausgeprägten Sensibilitätsstörungen haben nicht das Verlangen, sich zu bewegen.

Die Sensibilitätsstörungen beeinträchtigen die motorischen Fähigkeiten oft so, daß Manipulationen ungeschickt und tolpatschig, manchmal sogar ataktisch wirken.

Beobachtet man derartige Ungeschicklichkeiten, ist mit einem Sensibilitätstest festzustellen, ob es sich um Sensibilitätsausfälle oder um eine Apraxie handelt.

## 2. Ignorieren der betroffenen Extremität

Der Nichtgebrauch, die Vernachlässigung, im Extremfall das Ignorieren der behinderten Extremität läßt sich folgendermaßen erklären:

Zweckdienliche, kontrollierte Bewegungen werden normalerweise durch die sensorischen Impulse der taktil-kinästhetischen Wahrnehmungen gesteuert und kontrolliert. Diese sensorische Rückkoppelung ermöglicht eine Kontrolle über die Richtigkeit des Bewegungsablaufs. Eine Hand, die diese wichtigen Empfindungen nicht hat, wird ganz unbewußt auch nicht gebraucht.

Wenn der Patient ständig Gegenstände aus seiner Hand verliert, Sachen umwirft oder die Extremität irgendwo anschlägt, kommt es durch die Summierung der negativen Erfahrungen dazu, daß diese Hand, die nur

„Unheil anrichtet", außer Aktion gesetzt wird.

Da dem Hemiplegiker noch eine zweite, voll funktionierende Hand zur Verfügung steht, wird diese bevorzugt.

Eine noch so gut funktionell wieder hergestellte Hand ist für den Patienten beinahe wertlos, wenn ihr die Sensibilität fehlt. Dieses Problem kennen wir auch bei Prothesenträgern. Selbst eine sehr gut funktionierende Armprothese kann niemals die Funktionen einer gesunden Hand voll ersetzen, da ihr immer die Wahrnehmungsfähigkeit fehlt.

## 3. Koordinationsstörungen

Gibt es keinen spontanen Einsatz der behinderten Hand, so ist auch die Koordination beider Hände gestört. Das Zusammenspiel beider Hände, das sich gegenseitige Helfen und Ergänzen bei praktischen Tätigkeiten ist nicht mehr selbstverständlich. Die gesunde Hand kommt spontan und schnell zum Arbeitsfeld, während die in ihrer wahrnehmenden Funktion gestörte Hand, wenn überhaupt, nur verzögert und verlangsamt hinzugenommen wird.

## 4. Schreibstörungen

Selbst bei einer guten Motorik können sich durch Sensibilitätsstörungen Schreibschwierigkeiten ergeben. Vor allem ist der Schreibfluß beeinträchtigt, da die erforderlichen differenzierten diadochokinetischen Bewegungen nur mit einer entsprechenden sensorischen Bewegungskontrolle möglich sind.

## 5. Verletzungsgefahr

Dies ist wohl die unangenehmste Folge von Sensibilitätsstörungen. Verbrennungen, Schürf- und Schnittwunden sowie Druckstellen können entstehen, wenn die schützende Funktion des Berührungsempfindens ausfällt. Somit sind Sensibilitätsstörungen bei Hausarbeiten und verschiedenen manuellen Berufen besonders gefährlich.

## 6. Abhängigkeit von visueller Kontrolle

Visuell nicht oder nur schwer kontrollierbare Tätigkeiten kann eine gefühllose Hand kaum noch vollbringen. Dazu gehört z. B. das Greifen von Gegenständen aus Hosentasche, Handtasche oder Rucksack. Beim Bekleiden fällt es schwer, das Hemd oder die Bluse hinten in die Hose zu stecken, einen Reißverschluß oder gar die Schürzenbänder hinten zu schließen.

## 7. Verzögerte Sensibilitätswahrnehmung

Immer wieder beobachten wir bei Patienten mit einer durchgemachten Hirnläsion trotz einer weitgehend intakten Sensibilität eine verlangsamte Reaktion auf Sensibilitätsstimulationen.

Nimmt man beispielsweise zwei Wassergläser, die mit warmem und kaltem Wasser gefüllt sind und berührt die betroffene Extremität mit einer dazwischenliegenden Pause je ganz kurz mit jedem Wasserglas, wird kein Unterschied empfunden. Berührt man diese Extremität jedoch lang genug mit jedem Wasserglas, wird der Temperaturunterschied gut und sicher erkannt.

Genauso werden Gegenstände in der nicht betroffenen Hand schnell und spontan taktil erkannt und benannt. Gegenstände, die man zum Betasten in die betroffene Hand gibt, werden dagegen nur sehr verlangsamt wahrgenommen und können erst nach einer längeren Reaktionszeit benannt werden.

In der Literatur werden diese, von uns immer wieder zu beobachtenden Wahrnehmungsverzögerungen noch kaum beschrieben. Mit verlangsamten Leitungsgeschwindigkeiten der Nervenbahnen können sie wohl nicht begründet werden. Möglicherweise sind die zentralen Schaltfunktionen von Perzeption, Integration, Koordination, die zur entsprechenden Reaktion im Sinne einer Rückantwort führen, verzögert.

Vielleicht können diese Patienten auch nur Bruchteile sensibler Stimulationen wahrnehmen, die sie dann nur mühsam zu einem Ganzen zusammenfügen.

Wie die Erklärung von verzögerten Sensibilitätswahrnehmungen auch sein mag, wir können sie oft als Grund dafür betrachten, daß eine in Motorik und Sensibilität soweit wieder hergestellte Hand nicht zum spontanen Einsatz kommt.

In der Therapie haben wir die verlangsamte Perzeption zu berücksichtigen.

## C. Prüfung der Sensibilität

Jeder Patient, der nach einer Hirnschädigung an die Ergotherapie überwiesen wird, sollte zu Beginn und auch wiederholt während des Therapieverlaufs wenigstens in grober und einfacher Weise auf seine vorhandenen Sensibilitätsqualitäten hin geprüft werden. Für eine detaillierte Erfassung der Sensibilität müssen gewisse Bedingungen erfüllt werden.

### 1. Testvoraussetzungen

a) Ein gewisses Maß an *Aufmerksamkeit* und *Mitarbeit* erfordert jede Art von Prüfung. Aus diesem Grund muß bei rascher Ermüdbarkeit des Patienten die Durchführung einer Sensibilitätsprüfung möglicherweise auf mehrere Therapiestunden verteilt werden. Bei einer sehr kurzen Aufmerksamkeitsspanne sollte ein ruhiger Untersuchungsraum gewählt werden, um Ablenkungen zu vermeiden.

b) Der *Kontakt*, wie auch das *Vertrauen* zwischen Patient und Testleiter bilden eine notwendige Basis. Der Sichtkontakt beim Sichgegenübersitzen begünstigt dies.

c) Eine *intakte Motorik* ist die Voraussetzung für eine adäquate Bewertung einzelner Prüfungspunkte. Es ist deshalb schwer, die genauen Sensibilitätsqualitäten einer paretischen Extremität zu erfassen. Um z. B. Gegenstände durch Betasten zu erkennen, sind nicht nur differenzierte Handmanipulationen erforderlich. Auch die Haltungen und Bewegungen der ganzen oberen Extremität sowie des Körpers haben einen Einfluß auf die Sensibilitätswahrnehmung.

Eine motorisch schwer behinderte Hand, sei sie nun schlaff oder spastisch, wird vom testenden Therapeuten passiv um den zu befühlenden Gegenstand gelegt. Auch wenn der Therapeut den Gegenstand in der Hand des Patienten noch etwas dreht und wendet, kann damit nie der gleiche taktile Eindruck vermittelt werden, wie bei einer selbst aktiv manipulierenden Hand. *Daher ist bei ausgeprägter motorischer Behinderung sowohl die Oberflächen- als auch die Tiefensensibilitätsprüfung bewertbar, die stereognostische Wahrnehmung jedoch mit Vorbehalt zu bewerten.*

**d)** Die häufigste *Ausgangsstellung* ist das Sitzen an einem Tisch in Ellbogenhöhe. Die Haltungen von Rumpf und Arm müssen im Verlauf des Tests immer wieder kontrolliert werden. Eventuell müssen spasmushemmende Maßnahmen der Sensibilitätserfassung vorausgehen. Weder die Prüfung noch die Therapie darf in pathologischen Haltungen und Bewegungsabläufen oder mit ausgeprägter Spastizität ausgeführt werden. Pathologische Muskeltonusveränderungen beeinträchtigen die Sensibilitätswahrnehmungen ungünstig. Sind beispielsweise Arm und Hand der paretischen Seite im Flexionsmuster fixiert, so können die Berührungsstimulationen auf den überspannten Hautpartien nicht gleich empfunden werden wie auf entspannten Hautregionen. Ebenso ist es ein Unterschied, ob die Hand sich locker und gleichzeitig tastend um einen Gegenstand herum legt, oder ob derselbe Gegenstand mit Flexionsspastizität global ergriffen bzw. fast erdrückt wird.

**e)** Eine *normale Temperatur der Hand* ist die Voraussetzung für taktile Wahrnehmungen bei der Erfassung der Sensibilität wie auch später bei der Therapie. Durchblutungsstörungen oder die winterliche Kälte, der vor allem ambulante Patienten ausgesetzt sind, können der Grund für kalte Hände sein. Um die Temperatur zu normalisieren, helfen Abreibungen mit Eis, Wechselwaschungen oder Wechselbäder; ebenso können Trockenbürstungen die Blutzirkulation anregen. Manchmal genügt auch ein heißer Tee.

**f)** Ein gewisses *Sprachverständnis* sollte der Patient für die verbalen Anforderungen und Fragestellungen haben. Sensibilitätsuntersuchungen bei Ausländern, deren Sprache wir nicht beherrschen, wie auch bei Aphasiepatienten mit mangelndem Sprachverständnis sind vorsichtig zu bewerten. Ganz allgemein haben wir bei unseren Aufforderungen eine klare, einfache Sprache zu wählen, die dem einzelnen Patienten verständlich ist.

Jedem Patienten werden möglichst gleiche, klar formulierte Fragen gestellt. Dabei vermeidet man Alternativfragen mit Suggestionen. Man fragt also beispielsweise nur: „Was ist das"? oder: „Was für einen Gegenstand haben Sie in der Hand?" und nicht: „Ist das ein Schlüssel oder ein Löffel"?

**g)** *Beide Körperseiten* müssen wir meist auf ihre sensible Wahrnehmung hin prüfen. Nur wenn auf der hemiplegischen Seite alle Wahrnehmungsleistungen gut sind, erübrigt es sich, die gesunde Seite zu testen. Bestehen jedoch Ausfälle auf der behinderten Seite, sollte zur Kontrolle die gesunde Hand auch geprüft werden. Einerseits kann man dadurch Sensibilitätsstörungen von anderen Ausfällen abgrenzen. Können z. B. beide Hände geometrische Formen fühlend nicht erkennen, scheint dies nicht ein Sensibilitätsverlust zu sein, sondern eher eine gestörte Formwahrnehmung. Zum anderen kann man oft beobachten, daß beim ersten Durchgang der Testserie die paretische Hand einzelne Ausfälle zeigt. Bei der darauffolgenden Untersuchung der gesunden Hand gibt es keine Ausfälle. Werden nun die Testforderungen erneut an die paretische Hand gestellt, können jetzt manchmal die erwarteten Leistungen erbracht werden.

Dies ist ein Phänomen, welches auch in der Therapie berücksichtigt werden muß. Wir lassen nicht nur isoliert einhändig arbeiten, sondern schalten immer wieder bimanuelle Übungen ein, um so die koordinierende Übertragungsfähigkeit von Seite zu Seite therapeutisch zu nutzen.

**h)** In *unregelmäßiger zeitlicher Folge* müssen die verschiedenen taktilen Reize gegeben werden, damit jeweils die tatsächliche Berührungsempfindung erfaßt werden kann.

**i)** *Genügend Zeit und Ruhe* sind für die Erfassung der Sensibilität nötig. So sollten z. B. zwischen zwei gesetzten taktilen Reizen jeweils *Pausen* eingeschaltet werden, damit eine Stimulation sich wieder auflösen kann, ehe die nächste kommt (s. Poeck 1978).

## 2. Praktische Prüfungsmöglichkeiten der Sensibilität

**Oberflächensensibilität:** An verschiedenen Stellen der oberen Extremität und evtl. auch an der unteren werden unterschiedliche Berührungsempfindungen geprüft.
– Die *Druckempfindung* prüfen wir mit dem Fingerdruck, wobei ein Schmerzreiz, der mit dem Fingernagel ausgelöst wird, zu vermeiden ist.
– Die Wahrnehmung der *feinen Berührung* wird mit einem Mulltupfer oder einem Wattebausch geprüft.
– Die jeweilige *Berührungsempfindung von spitz oder stumpf* muß der Patient angeben, während der Therapeut ihn mit einer offenen Sicherheitsnadel in wahlloser Folge mit dem spitzen und runden Ende berührt.
Zwischen den einzelnen Hautstimulationen, die wir geben, müssen wir Pausen einschalten, da wir mit diesen Prüfungen nicht das zeitliche Auflösungsvermögen testen.
Wollen wir die Wahrnehmung der Oberflächensensibilität isoliert prüfen, dürfen wir nur danach fragen, ob, wann und welche Art von Berührung empfunden wurde. Würden wir zusätzlich noch nach der Lokalisation einer Berührungsempfindung fragen, so greifen wir damit in den Bereich des Körperschemas.

**Wärmedifferenzierung:** Um nicht nur die Schmerzempfindung bei extremer Hitze und Kälte zu prüfen, sondern die tatsächliche Wärmedifferenzierung, verwendet man 4 verschließbare Gläschen, die mit 0 (Eiswasser), 20, 40 und 60 °C warmem Wasser gefüllt werden. Von der gröbsten bis zur geringsten Wärmeunterscheidungsfähigkeit wird geprüft, indem man jeweils 2 Fläschchen nacheinander abtasten läßt. Patienten mit stark gestörter Wärmeempfindung, jedoch erhaltener Schmerzwahrnehmung, empfinden 0 und 60 °C wohl als schmerzhaft, können jedoch nicht sagen, ob dieser Schmerzreiz heiß oder kalt ist.

**Schmerzempfindung:** Da der Schmerz ein wichtiger Schutzfaktor gegen Verletzungen ist, dürfen wir diesen nicht nur nach der Oberflächensensibilitätsprüfung mit der Sicherheitsnadel und einem Test der Wärmeunterscheidung einschätzen. Erst die Reaktion auf das Kneifen einer Hautfalte an verschiedenen Stellen gibt uns Aufschluß darüber, wie groß die Verletzungsgefahr einer schwer sensibilitätsgestörten Extremität sein kann.

**Tiefensensibilität:** Geprüft werden Bewegungs- und Stellungsänderungen von:
a) Schultergelenk,
b) Ellbogengelenk,
c) Handgelenk und
d) den Fingergelenken.
Ohne Augenkontrolle soll der Patient angeben, in welcher Richtung er die von uns geführten Beuge- und Streckbewegungen wahrnimmt. Die Reihenfolge der Bewegungen wählen wir ungeordnet und fordern den Patienten auf zu sagen, ob er im jeweiligen Gelenk eine Bewegung aufwärts oder abwärts spürt bzw. ob sich das Gelenk gestreckt, leicht gebeugt oder stärker gebeugt hat. Der Untersucher hält für die passiven Bewegungsexkursionen die beiden an einem Gelenk beteiligten Körperteile seitlich fest.

Dies ist insofern wichtig, weil durch das Greifen auf der Flexoren- und Extensorenseite durch Berührung und Druck zusätzliche Stimulationen gegeben würden, die ein evtl. gestörtes Lage- und Bewegungsempfinden kompensieren können.

Ebenso sollten abrupte, extreme und endgradige Beuge- und Streckbewegungen vermieden werden, da durch die Dehnung von Muskeln, Sehnen und Gelenkkapseln Schmerzreize das Lageempfinden beeinträchtigen.

Wird die Imitation der geführten Bewegungen auf der gesunden Seite verlangt, so müssen wir uns darüber im klaren sein, daß wir gleichzeitig 2 Dinge prüfen: die Tiefensensibilität und das Körperschema. Bei negativem Ergebnis kann nicht klar entschieden werden, um welche Art von Störung es sich handelt.

**Gewichtsunterscheidung:** Material: 6 geschlossene Behälter in gleicher Form und Größe, die durch entsprechende Mischungen von Nagelschrot (oder Bleikugeln) und Watte verschiedene Gewichte haben von 30, 40, 60, 100, 150 und 300 g, also mit geringem, wie auch mit großem Unterschied.

Dieser Testteil ist nur durchführbar bei einer einigermaßen sicheren Greiffunktion.

Zunächst läßt man die große Differenz von 30 und 300 g unterscheiden und erschwert dann die Aufgabenstellung langsam bis zu dem geringsten Unterschied von 10 g.

Je nach Berufsart können Gewichtsunterscheidungen von 10–20 g kaum wahrgenommen werden, nur der Personenkreis mit feinmanuellen Berufen kann dies noch differenzieren.

**Stereognosie:** Hierzu verwendet man mehrere aus dem Alltag bekannte Gegenstände in unterschiedlicher Größe, Form, Oberfläche und Material. In Frage kommen z. B. Schere, Handbürste, Radiergummi, Geldstücke, Zündholz, Schraube, um nur einige zu nennen. Die Gegenstände sollten in ihrer Größe immer so gewählt werden, daß sie noch gut in einer Hand gedreht und gewen-

det werden können. Ist das Manipulieren aufgrund von motorischen Störungen nicht möglich, ist die Stereognosie mit Vorbehalt zu bewerten.

Für ausländische und Aphasiepatienten können bei diesem Testpunkt die Sprachschwierigkeiten kompensiert werden. Man legt dem Patienten eine Auswahl von Gegenständen in sein Gesichtsfeld, unter denen sich auch je ein Doppel der Dinge befindet, die zu ertasten sind. Anstatt den taktil erkannten Gegenstand zu nennen, kann auf sein Doppel gezeigt werden.

**Formerkennung:** Das Abtasten von geometrischen Formen bedeutet eine Steigerung der stereognostischen Prüfung. Dabei wird zusätzlich die Fähigkeit des Formenerfassens verlangt.

**Differenzierte Sensibilitätsprüfungen:** Bei den meisten Patienten reichen uns die Informationen der genannten Sensibilitätsuntersuchungen aus. Nur wenn der Beruf ein hohes Maß an sensorischen Qualitäten erfordert, kann der Sensibilitätstest noch mit differenzierteren Prüfungen wie Hautschriftlesen oder der Weber-Zweipunktdiskrimination ergänzt werden. Beide Prüfungen sind in Neurologiebüchern beschrieben.

**Diskrimination bilateraler Berührung:** Prüfung nach Poeck (1978): „Diskrimination doppelt simultaner Berührungsreize: Ähnlich wie bei der Gesichtsfeldprüfung, kann man auch Berührungsreize simultan auf korrespondierende Körperabschnitte geben. Man stimuliert in unregelmäßigem Wechsel auf der einen, auf der anderen Seite oder auf beiden. Bei zentralen Sensibilitätsstörungen werden auf der betroffenen Seite Einzelreize oft noch erkannt, während der Stimulus bei Doppelreizung nicht wahrgenommen oder wesentlich schwächer empfunden wird." Man spricht bei nicht doppelt empfundenen Reizen auch von einer Störung der sensorischen Suppression oder vom Auslöschphänomen. Diese Patienten fallen uns auf, weil sie ihre betroffene Seite vernachlässigen trotz relativ guter Motorik und intaktem Berührungsempfinden bei Einzelberührungen.

## 3. Beobachtungen

Durch das gleichzeitige Vorhandensein verschiedenartiger Sensibilitätsstörungen ist die Beurteilung der einzelnen Wahrnehmungsleistungen erschwert. Auch können intelligente Patienten den Ausfall einer Sinnesleistung mit einer anderen intakten kompensieren, was zu einem falschen Testresultat führen kann.

Uns Ergotherapeuten interessiert nicht nur das reine Testresultat. Manchmal ist das, was wir neben dem Test beobachten können, fast noch wertvoller, um das Ausmaß und vor allem auch die praktischen Auswirkungen der Sensibilitätsstörungen besser einschätzen zu können. Jeder Testbogen sollte deshalb eine breite Rubrik haben, in welche derartige Beobachtungen eingetragen werden.

Beispielsweise kann bei der Stereognosieprüfung eine Münze nicht als solche taktil erkannt werden. Der Gegenstand wird jedoch als kalt und hart bezeichnet. Ein isoliert dastehendes negatives Zeichen im Testformular wäre eine unvollständige Bewertung. Erst die zusätzliche Notiz erklärt, daß der zu betastende Gegenstand wohl in bezug auf Temperatur und Festigkeit erkannt wurde, jedoch nicht in seiner Form und Größe. Für die Therapieplanung bedeutet dies, daß wir auf die vorhandenen Fähigkeiten aufbauend vielleicht zunächst mit metallenen (kälteren) und hölzernen (wärmeren) Gegenständen gleicher Form manipulieren lassen. Erst später lassen wir vom gleichen Material verschiedene Größen oder verschiedene Formen unterscheiden.

Unsere Beobachtungen, die wir außerhalb der gezielten Test- und Therapieaufgaben machen können, sind ebenso wichtig und aufschlußreich, z.B. die praktischen Manipulationen und Handlungen des Patienten.

## 4. Ausschaltung der visuellen und akustischen Kontrolle

Im täglichen Leben benützen wir meist die Funktionen mehrerer Sinnesorgane gleichzeitig und kombinieren ihre perzeptiven Leistungen miteinander. Wenn wir jedoch für Testzwecke oder auch in bestimmten Therapiesituationen nur die Sensibilitätsleistungen haben wollen, so müssen wir die visuelle und die akustische Kompensationsmöglichkeit verhindern.

Um eine Sichtkontrolle auszuschalten, gibt es verschiedene Möglichkeiten, deren Vor- und Nachteile wir berücksichtigen müssen.

Wenn man die zu prüfende *Hand auf den Rücken nehmen* läßt, kann man die visuelle Kontrolle ausschalten. Da dies jedoch eine ungewöhnliche Position ist für taktile und vor allem für kinästhetische Wahrnehmungen, wählen wir eher eine Ausgangsstellung, in der die Hand häufiger manipuliert; dies ist vor dem Körper in Taillen- oder Brusthöhe.

*Das Verbinden der Augen* mit einem Tuch sollte möglichst vermieden werden. Diese Situation verunsichert einen Menschen enorm. Der Kontakt zwischen Patient und Therapeut wird erheblich erschwert. Durch die Unsicherheit des Patienten über das, was mit ihm geschieht, kann großes Mißtrauen entstehen. Auch Schwindelgefühle sind nicht selten. Derart negative Einflüsse vermindern die Kooperation des Patienten und können ebenso die Sensibilitätsleistungen beeinflussen.

*Das Schließen der Augen* hat einen ähnlichen negativen Effekt. Wählen wir also geeignetere Arten der Sichtausschaltung.

*Durch Seitdrehung des Kopfes* kann die visuelle Kontrolle ausgeschaltet werden, jedoch nur, wenn man dem Patienten voll vertrauen kann, daß nicht gemogelt und doch geschaut wird.

Ein direkt *über die Hände gelegtes Tuch* verhindert zwar die Sicht, beeinträchtigt aber auch die Manipulationen mit dieser Hand. Wird jedoch in einer Kiste oder Schüssel gekramt, tut ein darüber ausgebreitetes

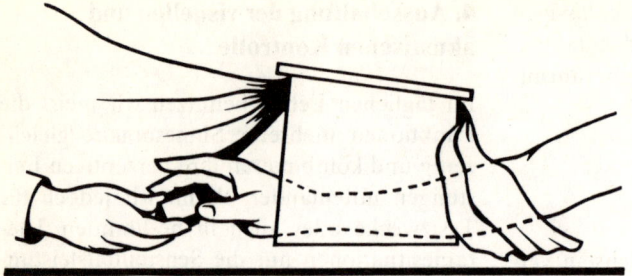

**Abb. 50.** Holzkistchen mit Vorhängen zur Sichtabdeckung

Handtuch gute Dienste. Der Patient kann ungehindert manipulieren und doch nicht mit den Augen „fühlen".

Wird auf dem Tisch hantiert, kann ein *Karton* zwischen Gesicht und Hände gehalten werden.

Für Test und Therapie hat sich auch eine *schemelartige Holzkonstruktion* bewährt. Ein langer Stoffteil auf der Seite des Therapeuten und ein Vorhang bei der Öffnung auf der Patientenseite verhindern die Sicht auf die angereichten und abzutastenden Gegenstände. Durch die Schrägstellung wird dem Therapeuten das Beobachten der Handmanipulationen ermöglicht (Abb. 50).

Auch ein *Stoffsack* (Abb. 64) kann die Sichtkontrolle verhindern, wenn darin getastet, gewühlt und etwas Bestimmtes herausgesucht werden soll. Es sind etwa dieselben Voraussetzungen, wie wenn man aus der Hosen- oder sonst einer Tasche einen gewünschten Gegenstand greifen will.

Um die *akustischen Kompensationsmöglichkeiten* zu verringern wird auf die Tischplatte eine geräuschhemmende Unterlage (ein weiches Tuch oder ein Stück Filz) gelegt. Dadurch können beim Testen Geräusche, die das Identifizieren der Gegenstände erleichtern würden, ausgeschaltet werden. Geräusche, die entstehen, wenn die Hand über den zu betastenden Gegenstand streicht und reibt, sind kaum zu verhindern.

### 5. Erfolgskontrollen zur Weiterplanung der Therapie

Um im Verlauf der Therapie erneut Nah- und Fernziele planen zu können, ist von Zeit zu Zeit eine Wiederholung der Sensibilitätsprüfung als Erfolgskontrolle notwendig.

### 6. Testmaterial ist kein Therapiematerial

Material, das wir zur Erfassung der Sensibilität gebraucht haben, wird grundsätzlich nicht zur Behandlung verwendet, da sonst ein sich wiederholender Test nicht als solcher bewertet werden kann.

## D. Sensibilitätstraining

Die beschriebenen, oft stark behindernden Auswirkungen von Sensibilitätsstörungen erklären, warum es uns Ergotherapeuten ein wichtiges Anliegen sein muß, daß der Rehabilitand wieder die Fähigkeit erlangt, sensorische Reize, die aus der Peripherie kommen, im ZNS wahrzunehmen. Der Wirkungskreislauf der perzeptiven integrierenden und der entsprechenden reaktiven agierenden Funktionen sollte wieder möglichst nahtlos geschlossen werden. Sensibilitätsstörungen müssen von Physiotherapeuten wie auch vom Pflegepersonal erkannt und berücksichtigt werden. Das spezielle, intensive Sensibilitätstraining, vor allem der oberen Extremität, ist Aufgabe der Ergotherapie. Wir verwenden hierfür die Stimulation durch verschiedene Materialien.

### 1. Behandlungsgrundlagen

Bei der Behandlung der motorischen Störungen Hirngeschädigter bilden die wertvollen Behandlungsgrundlagen nach Bobath den Grundstock für unsere ergotherapeutische Arbeit. Die taktil-kinästhetischen Störungen dieser Patienten werden von den Begründern mehrerer Therapiemethoden in deren Behandlungsweisen berücksichtigt. Eine eigens in der Ergotherapie anwendbare Behandlungsmethode mit gezielten Behandlungsprinzipien gibt es für Sensibilitätsstörungen bei Hirngeschädigten jedoch nicht. Dennoch gibt es gewisse Voraussetzungen, die als Behandlungsgrund- und -ansätze dienen können.

**Normalisierung des Muskeltonus:** Ein deutlich veränderter Muskeltonus ermöglicht keine normalen taktil-kinästhetischen Wahrnehmungen. Daraus ergeben sich die ersten und wichtigsten Behandlungsprinzipien beim Sensibilitätstraining:
- Normalisierung der veränderten Muskelspannung,
- Ausschalten von pathologischen Haltungen und Bewegungen.

Mit der Normalisierung von Muskelspannung, Haltungen und Bewegungsabläufen schaffen wir eine wichtige Vorbedingung für eine normale taktil-kinästhetische Perzeption.

Die Sensibilität eines Hirngeschädigten können wir nicht getrennt von der Motorik behandeln, es ist vielmehr immer ein *sensomotorisches Training.*

**Geeignete Arbeitshaltung:** Die geeignete Haltung zur Erleichterung der Wahrnehmungsfähigkeit kann bei den einzelnen Patienten verschieden sein. Vorzugsweise läßt man mit den Händen in Brust- oder Taillenhöhe manipulieren. Für einzelne Patienten ist es aus funktioneller Sicht geeigneter, wenn man sie nicht auf Tischhöhe, sondern auf einem tiefen Schemel oder gar unten auf dem Boden arbeiten läßt (s. Abb. 58 u. 59).

**Stimulierung der Sensibilität ohne Spastizitätserzeugung:** Ein Sensibilitätstraining ist immer eine Stimulationsbehandlung, vor allem bei der Förderung der Oberflächen-

sensibilität, aber auch bei der Stimulation der Tiefensensibilität.

Aus der Behandlung motorischer Schädigungen mit zentraler Ursache weiß man, wie riskant Stimulationen sein können, wenn sie nicht von geübten Therapeuten ausgeführt werden. Genauso riskant können Stimulationen sein, welche die Sensibilität fördern sollen, wenn dabei die Motorik und der Muskeltonus unbeachtet bleiben. Es besteht immer die Gefahr, daß wir nicht die Sensibilität, sondern die Spastizität stimulieren. Hierin liegt auch der wesentliche Unterschied der Behandlungsweisen von peripheren und zentralen Sensibilitätsstörungen.

Darum ist folgendes Behandlungsprinzip zu berücksichtigen: *Taktile Stimulationen kommen nur bei zu tiefem und bei normalem Muskeltonus in Frage und nur, wenn die Stimulation den Muskeltonus nicht in pathologischer Weise erhöht.*

**Kooperation des Patienten:** Um bei einem Sensibilitätstraining überhaupt einen Erfolg zu erzielen, benötigen wir wie bei jeder anderen Behandlung die Mitarbeit des Patienten. Gewisse Fähigkeiten der Aufmerksamkeit und Konzentration sowie die Einsicht, daß diese Therapie notwendig ist, bilden eine wichtige Voraussetzung.

**Genügend Zeit geben:** Konnten beim Testen die sensorischen Reize auf der behinderten Seite gegenüber der unbehinderten nur verzögert wahrgenommen werden, haben wir bei der Behandlungsplanung darauf Rücksicht zu nehmen. Beachtet man vor allem die Tiefensensibilität, so bringt man den Patienten in eine spasmushemmende Position und läßt ihm dann genügend Zeit, um die Tonusnormalisierung in dieser Position wahrzunehmen, ehe Bewegungen verlangt werden. Genauso müssen wir beim taktilen Training dem Patienten genügend Zeit geben, die gegebenen Tastreize auch wirklich wahrzunehmen. Wir dürfen also die gegebenen Materialien nicht zu schnell wechseln.

**Berücksichtigung anderer Behinderungen:** Die Sensibilitätsstörungen hirngeschädigter

Erwachsener dürfen wir nicht isoliert sehen. Bestehen neben den motorischen noch andere Behinderungen wie Hemianopsie, Aphasie, Raumorientierungsstörungen, visuelle Formerfassungsstörungen usw., so müssen diese in der Behandlung berücksichtigt werden.

**Häufige Wiederholung der Stimuli:** Es genügt in der Regel nicht, eine sensorische Stimulation ein- bis zweimal zu geben, damit sie wieder normal wahrgenommen wird. Die sensorischen Reize müssen sehr oft wiederholt werden, wenn sie wieder perzipiert werden sollen. Die Stimulationen müssen innerhalb einer Therapiestunde wiederholt werden. Mehrmals am Tage und das täglich und Woche für Woche muß eine Repetition stattfinden, so wie dies in jedem anderen Lernprozeß auch nötig ist.

Praktisch bedeutet das, daß wir bei einer Störung der Tiefensensibilität eine Bewegung nicht nur ein- bis zweimal ausführen lassen, um ein Bewegungsempfinden zu ermöglichen, sondern die Bewegung muß 100mal und öfter wiederholt werden, bis die hierfür zuständigen Propriozeptoren der Muskeln, Sehnen und Gelenke dies wieder empfinden.

Es ist auffällig, daß hirngeschädigte Erwachsene in einem fortgeschrittenen Behandlungsstadium häufiger Sensibilitätsstörungen an der oberen Extremität aufweisen als an der unteren. Das mag hauptsächlich daran liegen, daß das Bein bei den täglichen Steh- und Gehübungen wesentlich intensivere sensorische Stimulationen bekommt als dies beim Arm der Fall ist. Daraus kann man schließen, daß ein frühes intensives Sensibilitätstraining der oberen Extremität unbedingt nötig ist.

**Variationen der Stimuli:** Damit der Patient einigermaßen gesicherte taktil-kinästhetische Erfahrungen machen kann, genügt es nicht, wenn wir ihn nur mit einer kleinen Auswahl verschiedenartiger Materialien konfrontieren und in Berührung bringen. So vielfältig unsere Umwelt ist, in der wir leben, so viel-fältig und abwechslungsreich muß auch unser Therapieangebot sein.

*Beispiel:*
- Spielsteine aus unterschiedlichem Material (s. Abb. 63),
- Variation der Bewegungsabläufe, indem die Spielsteine aus verschiedensten Richtungen geholt werden.

**Trainingsintensität der Behinderung anpassen:** Die taktilen Aktivitäten sollten wir jeweils nach den gerade noch möglichen taktil-kinästhetischen Funktionen planen. Wir erreichen wenig, wenn wir das momentane Behandlungsziel zu hoch ansetzen (beispielsweise bei schwerer Stereognosie feinste Gegenstände aus dem Sand suchen lassen) und damit den Patienten mit seinen augenblicklichen Möglichkeiten überfordern. Die möglichen Abstufungen von Anforderungen werden im folgenden Therapieaufbau beschrieben.

## 2. Aufbau der Therapie mit Erleichterungen und Erschwerungen

Die Prüfungsresultate dienen der Therapieplanung und dem Trainingsaufbau. Wir haben bei einem Therapieaufbau darauf zu achten, ob vorwiegend die Tiefensensibilität oder mehr die Oberflächensensibilität gestört ist. Wichtig ist auch zu wissen, ob ganz allgemein sehr ausgeprägte Sensibilitätsausfälle – womöglich mit Verlust des Schmerzempfindens – vorliegen oder ob nur einzelne spezifische Funktionen fehlen.

Eine sensibilitätsfördernde Behandlung besteht nicht darin, daß wir dem Patienten irgendein Therapiematerial anbieten, das die Sensibilität stimuliert. Man steigert vielmehr von einfachen, leichten Aufgabenstellungen zu schwierigen.

**Kombinierte Wahrnehmung mehrerer Sinneseindrücke mit Kompensationsmöglichkeit – nur taktil-kinästhetische Wahrnehmung ohne Kompensationsmöglichkeit**
Um taktil-kinästhetische Wahrnehmungen zu ermöglichen, werden zunächst andere

Sinneseindrücke zur Unterstützung hinzugenommen. Die verschiedenen Sinnesleistungen unterstützen sich gegenseitig und sind mit ihren Funktionen eng verflochten. Selten ist an einem Wahrnehmungsvorgang nur ein Sinnesorgan beteiligt.

Gehen wir doch von uns Nichtbehinderten aus: Selten benutzen wir unseren Tastsinn isoliert, ohne gleichzeitig die Leistungen der anderen Sinnesorgane miteinzubeziehen. Was man z. B. fühlt, kann man auch sehen, riechen oder hören. Eine Sinneswahrnehmung kann die andere festigen und sichern. Es reicht uns nicht, daß wir im Laden eine Ware (Obst, Textilien) nur anschauen; sie muß auch befühlt, betastet werden. Eventuell wird noch ein 3. Sinnesorgan, die Nase, zur Prüfung hinzugenommen. Manchmal wird die Ware gerieben oder geklopft, um die Qualität zu prüfen.

Wenn Nichtbehinderte schon eine solche Vielzahl von Sinneseindrücken benötigen, so brauchen Patienten diese noch mehr. Erst die gleichzeitige Wahrnehmung mehrerer Sinneseindrücke ermöglicht eine sichere Information. Darum schalten wir nicht immer und nicht von Anfang an jegliche visuelle Kontrolle und Kompensationsmöglichkeit aus.

Beispiele:

– In der ersten Therapiestufe darf der Patient zusätzlich sehen und hören, was er fühlt. In der zweiten Stufe darf er es nicht mehr sehen, wir halten einen Karton über die Hände. In der dritten Stufe legen wir noch ein geräuschhemmendes Tuch auf den Tisch, so daß isoliertes taktil-kinästhetisches Erkennen gefordert wird, mit Ausschaltung jeglicher Kompensationsmöglichkeit.

– Ein Patient mit einer ausgeprägten Astereognosie kann vielleicht noch grob Temperaturen und Gewichte unterscheiden. Auf die vorhandenen Fähigkeiten aufbauend lassen wir zunächst mit schweren und leichten sowie mit kälteren und wärmeren Gegenständen (metallen, hölzern, textil) manipulieren und diese unterscheiden. Im Aufbau der Therapie nehmen wir

dem Patienten diese Kompensationsmöglichkeiten, indem wir vom gleichen Material verschiedene Formen anbieten.

Solche Steigerungen können mitunter innerhalb einer Therapiestunde erfolgen. Zum Beispiel läßt man den Patienten noch mit Augenkontrolle mit den Gegenständen manipulieren. Man macht mit diesem Material ein Spiel oder läßt den Patienten selbst die verschiedenen, nachher zu unterscheidenden Gegenstände in eine Schüssel räumen oder im Kies verstecken. Erst, wenn die Dinge taktil und visuell erfahren wurden, kommt man mit der erschwerenden Aufgabe, die Gegenstände jetzt mit Ausschaltung des Sehens nur taktil-kinästhetisch zu unterscheiden.

**Grobe Unterscheidung – detaillierte Unterscheidung**

Es ist gut, wenn Therapeuten sich die allgemeine Erfahrung zunutze machen, daß Dinge mit großer Diskrepanz leichter zu unterscheiden sind als Dinge mit geringerem Unterschied. Zuerst werden einfache Anforderungen an die Sensibilitätsleistungen gestellt, die dann langsam gesteigert werden. Wir lassen Gegenstände zunächst nur nach *einer* Qualität unterscheiden, z. B. lassen wir nur nach Größe ordnen, nur nach Gewicht, nach Festigkeit, nach Form oder nach Oberflächenbeschaffenheit. Praktisch heißt das: alle rauhen Dinge kommen nach rechts, alle glatten nach links; oder: aus der Masse werden alle Kugeln bzw. alle eckigen Gegenstände gesucht. Erst als Steigerung lassen wir aus einer Schüssel, die verschiedengroße Kugeln, Walzen und Würfel enthält, die kleinen Würfel oder die großen Kugeln heraussuchen.

**Schätzungen – exakte Leistungen**

Aufgrund der taktilen Eindrücke erfragen wir die Menge von Gegenständen.

Bei der Schätzung muß lediglich entschieden werden, ob eine, ein paar oder viele Kugeln in der Kiste sind. Eine gezielte Aufgabenstellung ist es dann, wenn nach der genauen Anzahl der Kugeln gefragt wird.

Eine Erleichterung bedeutet es, wenn sich nur Kugeln in dem Behälter befinden, eine Erschwerung, wenn Kugeln, die zwischen anderen Dingen liegen, gezählt werden sollen.

**Großer Unterschied – geringer Unterschied**
Ein Beispiel zu diesem Punkt: Aus Maismehl oder Sand müssen zunächst massive Dinge ausgegraben werden. Der Unterschied zwischen den feinen Körnchen und dem zu suchenden Gegenstand ist also recht groß. Für Fortgeschrittene verstecken wir dann kleinere Dinge. So wird der Unterschied zwischen Körnchen und Gegenstand immer geringer.

**Dreidimensional – zweidimensional**
Es ist i. allg. leichter, dreidimensionale Dinge wie Würfel, Kugeln, Zylinder oder Pyramiden zu erkennen. Es ist schwieriger, einen Kreis, ein Quadrat, ein Rechteck oder ein Dreieck aus dünnem Karton taktil zu erkennen.
Ebenso ist es leichter, einen Schlüssel, einen Löffel, eine Wäscheklammer und dergleichen zu betasten als diese Gegenstände aus Karton geschnitten zu erfühlen.

**Gegenstände in die Hand geben – Gegenstände aus der Masse suchen lassen**
Eine relativ leichte Aufgabe ist es, wenn wir dem Patienten einen Gegenstand in seine Hand legen, damit er diesen taktil erkennt.
Erheblich schwieriger ist es, wenn wir ihm eine Schüssel mit verschiedenen Gegenständen reichen und ihn auffordern, ohne Augenkontrolle aus der Masse der Dinge die Klammer oder den Kerzenstummel zu suchen.

## 3. Praktische Behandlungsvorschläge

Therapieaufbau und -verlauf müssen, wie schon gesagt, immer individuell für jeden Patienten und seiner Behinderung entsprechend entstehen. Deshalb sollen bei den hier beschriebenen Therapievorschlägen nur 3 Schwerpunkte gesetzt werden:

– Sensibilitätstraining bei noch ausgeprägter motorischer Behinderung,
– sensomotorische Förderung bei vorwiegender Tiefensensibilitätsstörung,
– Sensibilitätstraining bei Ausfällen der Oberflächensensibilität.

Eine strenge Trennung der Behandlungsvorschläge bei gestörter Tiefensensibilität und bei Ausfällen der Oberflächensensibilität ist schwierig, arbeiten doch beide Gefühlsqualitäten in ergänzender Weise eng zusammen. Und auch unsere praktischen Tätigkeiten des täglichen Lebens erfordern meist beide Sinnestätigkeiten.

Deshalb sind die Behandlungsvorschläge jeweils als allgemein sensibilitätsfördernd zu betrachten, wobei einmal vermehrt die Tiefensensibilität, das andere Mal vor allem die Oberflächensensibilität stimuliert wird.

Auch die Astereognosiebehandlung benötigt Stimulationen aus beiden Bereichen.

**Sensibilitätstraining bei noch ausgeprägter motorischer Behinderung**
Selbst wenn im ersten Verlaufsstadium einer Hemiplegie aufgrund der schweren Parese das motorische Training im Vordergrund der Therapie steht, können und sollen die taktil-kinästhetischen Störungen gleichzeitig mitbehandelt werden. Training der Motorik und der Sensibilität können miteinander verbunden werden. Bei einem bilateral ausgeführten Brettspiel, wie dies Abb. 26 und 27 zeigen, werden zwischen den gefalteten Händen keine glatten Holzstäbe ergriffen, sondern solche, die mit verschiedensten sensibilitätsfördernden Materialien überzogen sind (Abb. 51).

Auch dickere Rollen mit einem Durchmesser von ca. 5 cm, die ebenfalls mit Nägeln, Sandpapier, Leder, Schaumgummi, Draht, Seil oder verschiedenen Stoffarten umgeben sind, können die taktile Wahrnehmung fördern. Die gesunde Hand führt die paretische mit gefalteten oder gespreizten Fingern, und so wird das Rundholz in die verschiedenen Richtungen gerollt (Abb. 23, 24, 52).

Beim bilateralen Schieben der Hände auf dem Tisch (s. Abb. 31 bei einem Zuordnungsspiel) entsteht durch die Reibung auf der Tischplatte auch eine taktile Stimulation.

Das Stüzen auf den paretischen Arm (Abb. 11a, b, 39, 40) fördert sowohl die Motorik als auch die Sensibilität. Zur Stabilisierung des Arms ist eine Innervation von Agonisten und Antagonisten nötig. Mit einer derartigen Kokontraktion der Armmuskeln wird bei Stützübungen die sensorische, und zwar die propriozeptive Wahrnehmung dieser Position begünstigt. Gleichzeitig wird eine Normalisierung des Muskeltonus erreicht und eine assoziierte Reaktion vermieden.

Damit nicht nur die Tiefensensibilität gefördert, sondern gleichzeitig die Oberflächensensibilität stimuliert wird, belegen wir die Stützfläche mit verschiedenen Materialien. Man variiert von Holz- und Metallflächen über Schaumgummi, Frottiertuch, Teppichresten bis zu Sand- oder Kiesflächen, bei denen gleichzeitig angenehm und unangenehm unterschieden werden kann (Abb. 53). Durch das Wechseln der Stützfläche bekommt die Hand immer wieder andere Druckempfindungen, also eine vielseitige Stimulation der vernachlässigten Körperseite.

Mit zunehmender Erholung der motorischen Funktionen kann diese Stützfunktion, die sowohl die Motorik als auch die Sensibilität fördert, sehr gut mit verschiedenen bimanuell auszuführenden handwerklichen Techniken verbunden werden. Als Beispiel sei das Feilen einer Brettkante oder das Flechten eines Peddigrohruntersatzes erwähnt, wobei jeweils der zu bearbeitende Gegenstand stützend fixiert werden muß.

**Sensomotorisches Training bei vorwiegender Tiefensensibilitätsstörung**

Die Bewegungsübungen bei gestörtem Lage- und Bewegungsempfinden kann man praktisch nicht vom funktionellen Training trennen. Bei noch sehr ausgeprägten sensomotorischen Störungen leitet und führt zunächst die Therapeutin die Bewegungen des Patienten, um ihm damit wieder ein Gefühl für diese Bewegungen zu geben. Der nächste

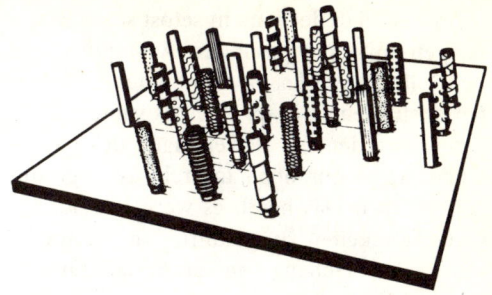

**Abb. 51.** Mit verschiedenen Materialien versehene Spielsteine

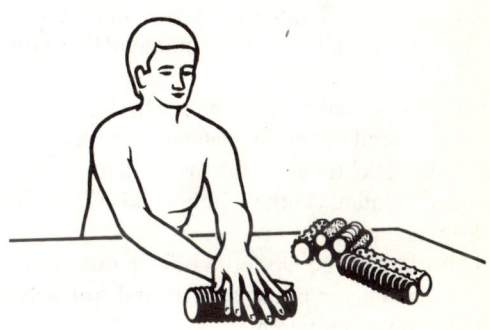

**Abb. 52.** Bei bilateralen Manipulationen wird die taktil gestörte Hand über dicke Sensibilitätsrollen bewegt

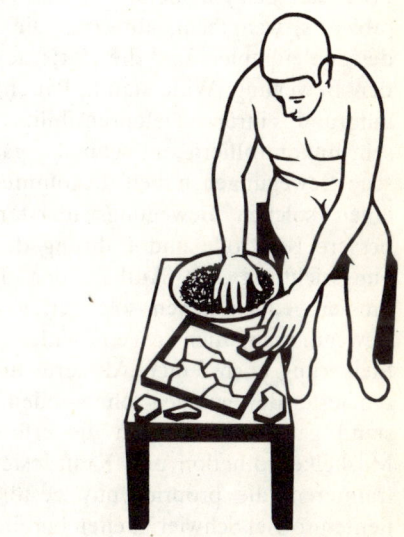

**Abb. 53.** Stützen auf verschiedenen Unterlagen zur taktilen und kinästhetischen Stimulation

Schritt ist, daß der Patient selbst seine Bewegungen mit dem gesunden Arm führt und kontrolliert. Wir lassen also bilaterale Arbeiten ausführen (s. Kap. VI). Als weitere Steigerung werden die Bewegungen des paretischen Arms nur noch indirekt vom gesunden geführt. Das heißt, es werden beidhändige Tätigkeiten ausgeführt, wie beispielsweise das Heben von größeren Dingen (s. Abb. 41).

Damit die Propriozeptoren in den Muskeln, Sehnen und Gelenken alle Arten von Stimulationen und Informationen bekommen, variieren wir bei beidhändigen wie auch bei einhändigen Betätigungen die Bewegungsrichtungen und den dafür nötigen Kraftaufwand.

Ist eine Greiffunktion möglich, kann man Gegenstände, z.B. Spielsteine, aus verschiedenen Richtungen (oben, unten, rechts, links, hinten, vorne) holen oder dorthin bringen lassen.

Um die richtige Dosierung der Kraft zu finden, lassen wir mit schweren und mit leichten Dingen hantieren.

Bewegungen gegen Widerstand geben den proprizeptiven Sinnesorganen ähnliche Impulse, wie dies beim Stützen der Fall ist, jedoch jetzt in Verbindung mit Bewegung. So leistet beim Schleifen von Holzbrettern (abwärts, waagrecht, aufwärts) die Rauheit des Schleifpapiers und die Härte des Holzes der Bewegung Widerstand. Patienten, die aufgrund ihrer Tiefensensibilitätsstörung sehr unkontrollierte, manchmal sogar ataktische Bewegungen haben, bekommen durch einen solchen Bewegungswiderstand eine bessere Kontrolle und Führung der Bewegungsrichtung. Im Aufbau der Therapie müssen jedoch neben solch erleichternden Bewegungsabläufen gegen Widerstand als Steigerung auch feinere, dosierte und differenzierte Bewegungen ohne jeden Widerstand geübt werden, um die erforderliche Muskelkoordination und Kraftdosierung zu trainieren, die proprizeptiv gestörten Patienten so viel Schwierigkeiten bereitet.

Schwer zu beeinflussen ist die durch eine gestörte Tiefensensibilität enstandene Dysdia-

dochokinese. Selbst bei einer soweit intakten Motorik ist der schnell wiederkehrende Wechsel von Hin- und Rückbewegungen kaum möglich.

Zur Anbahnung der Diadochokinese, aber auch zur Förderung der Koordination dient das Klatschen. Patient und Therapeut sitzen sich hierzu am besten gegenüber. Zunächst klatscht jeder auf seine Oberschenkel. Dann werden die eigenen Handflächen zusammengeschlagen, wozu die Vorderarme gedreht werden müssen. Will man zur Steigerung noch eine dritte Bewegungsfolge hinzunehmen, so klatscht man auf die Hände des gegenübersitzenden Partners. Selbst wenn dies als ein Behandlungsbeispiel bei gestörter Tiefensensibilität genannt wird, hat der Patient noch zusätzliche Kontrollmöglichkeiten durch andere Sinnesempfindungen. Erstens kann taktil wahrgenommen werden, wenn das Bewegungsziel erreicht wurde (in diesem Fall durch heftige Berührung). Zweitens haben wir die visuelle Kontrollmöglichkeit. Drittens haben wir die akustische Kontrolle, denn das Klatschen zeigt die hörbare Beendigung der jeweiligen Bewegung an.

Beim Selbsthilfetraining haben Hemiplegiker mit proprizeptiven Störungen oft Schwierigkeiten. So kommt beispielsweise beim Ankleiden die im Ärmel versteckte Hand nicht wieder zum Vorschein, weil das Gefühl für die notwendige Armstreckung fehlt. Und besonders schwierig sind die Manipulationen auf dem Rücken, wo jegliche visuelle Überprüfungsmöglichkeit der Bewegungen wegfällt, z.B. beim Schließen von Kleidungsstücken. Hier kann nur mit taktil-kinästhetischer Kontrolle hantiert werden.

Vorbereitende Übungen hierfür sind das Reichen von Dingen durch eine Röhre oder durch einen Stoffschlauch. Auch läßt man verschiedenartige Gegenstände von einer Hand in die andere wechseln, und zwar in ganz verschiedenen Schulter- und Ellbogenstellungen. Dies gelingt meistens in allen Höhenlagen vor und neben dem Körper gut, da die visuelle Kontrolle noch möglich ist. Über dem Kopf, im Bereich des Nackens

und hinter dem Körper wird es jedoch sehr
schwierig.

Solch schrittweise aufgebaute, sich langsam
steigernde Vorübungen führen mit der Zeit
zum angestrebten Ziel, daß z.B. auch ein
Hemd in die Hose gesteckt werden kann,
oder gar die Handhabung von Reißver-
schlüssen und Schürzenbändern auf dem
Rücken möglich wird.

Es gibt Tätigkeiten, bei denen die erforderliche Bewegung und ihre Wirkungsweise
eine räumliche Distanz haben. Fegt z.B. jemand mit einem langstieligen Besen oder
mäht er mit der Sense, so kann er seine
Bewegung nur dann richtig bemessen und
kontrollieren, wenn er mit den Augen seinen
Kehricht bzw. seine Mähspur verfolgt und
nötigenfalls die Bewegungen korrigiert. Da
die Bewegung und die visuelle Kontrolle des
Bewegungseffekts räumlich weit voneinander entfernt liegen, muß die Steuerung mit
Hilfe der Tiefenperzeption erfolgen.

Ähnlich ist es beim Weben. Die Bewegungen von Arm und Hand werden weit seitlich
ausgeführt, um das Schiffchen richtig durch
das Webfach zu schieben. Das Augenmerk
liegt beim Arbeitsstück, und die Bewegung
muß von den Propriozeptoren gesteuert werden.

Weitere Beispiele sind: Blumen gießen,
Kaffee einschenken und ähnliche Tätigkeiten, bei denen Bewegung und deren Wirkungsweise räumlich auseinander liegen.

Da solche Aktivitäten nicht gut visuell kontrolliert und kompensiert werden können,
sind sie äußerst schwierig für Patienten mit
ausgeprägten Störungen der Tiefensensibilität. Man kann sie meist erst in einem fortgeschrittenen Stadium der Erholung in den
Therapieplan aufnehmen.

Muß vor allem noch die Tiefensensibilität
im Bereich der Finger gefördert werden,
lassen wir nach verschieden großen Gegenständen greifen, so daß Finger und Hand
einmal enger, einmal weiter gespreizt werden. Hierfür eignet sich das Geduldspiel, bei
welchem nach einem vorgegebenen System
verschieden große Scheiben umgestapelt
werden müssen (Abb. 54).

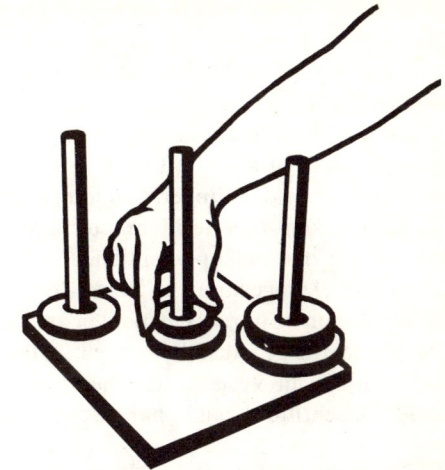

**Abb. 54.** Enges und weites Greifen der Scheiben
mit festen Bewegungsgrenzen an den Fingerinnenseiten

Um das periphere Lageempfinden zu trainieren, wählen wir zum einen Tätigkeiten,
bei denen eine deutliche Bewegungsgrenze
an den Fingerinnenseiten gegeben wird, wie
dies beim Greifen von festen Gegenständen
der Fall ist.

Damit jedoch ein vielseitiger Übungseffekt
erzielt wird, variiert man und wählt auch
Beschäftigungen, bei denen es vor allem an
den Fingeraußenseiten zum taktilen Kontakt mit dem Material kommt und keine
festen Bewegungsgrenzen gegeben werden.

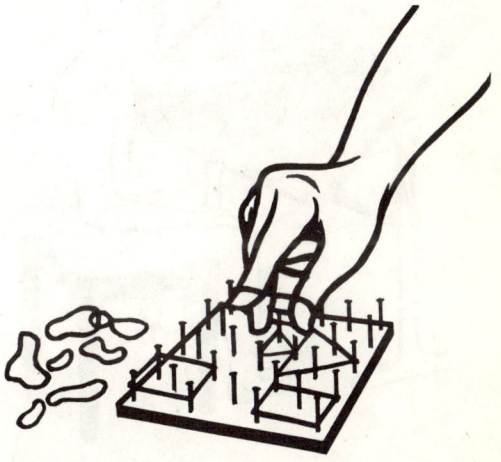

**Abb. 55.** Gummimuster spannen ohne fixe Bewegungsgrenzen an den Fingeraußenseiten

Auf diese Weise können mit Gummiringen, die über ein Nagelbrett gespannt werden müssen, geometrische Muster gebildet werden (Abb. 55).

Auch das Fingerhäkeln oder verschiedene Knüpftechniken erfordern nicht nur Flexion und Extension der Finger, sondern eine gut dosierbare kontrollierte Feinmotorik mit Beherrschung der Tiefenperzeption.

Diese zuletzt genannten Behandlungsbeispiele kommen nur bei Patienten in Frage, die geringfügige Ausfälle zeigen, oder bei solchen, die im Verlauf der Therapie schon gute Fortschritte gemacht haben.

### Sensibilitätstraining bei Ausfällen der Oberflächensensibilität

Im letzten Teil der Behandlungsvorschläge von Sensibilitätsstörungen stehen die *taktilen Hautstimulationen* im Vordergrund. Anfänglich müssen solche Reize oft recht extrem gestaltet werden, damit sie überhaupt wahrgenommen werden.

Die Stimulationen können bestehen aus Klopfen, Schlagen, Reiben, Bürsten und dergleichen mehr und dienen am Anfang jeder Therapiestunde als Vorbereitung für das weitere sensorische Training sowie für manuelle Tätigkeiten. Auch Wechselwaschun-

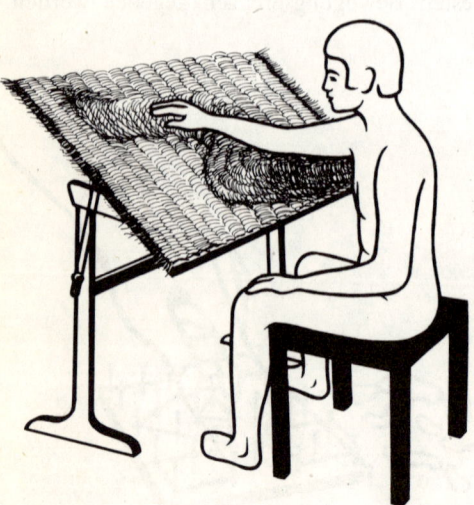

**Abb. 56.** Die offene Hand wischt und streicht über eine Teppichfläche

gen mit Einseifen, Schäumen, Bürsten, Frottieren und Eincremen dienen demselben Zweck und können vom Therapeuten wie auch vom Patienten vorgenommen werden.

Wir haben jedoch zu berücksichtigen: So sensibilitätsfördernd diese Maßnahmen sein können, so spastizitätsfördernd können sie wirken (s. S. 83). Die Haltungen sowie die Bewegungen und den Muskeltonus haben wir bei jeder Stimulation gut unter Kontrolle zu halten bzw. unsere Stimulationen entsprechend zu dosieren. Bei sehr spastischen Patienten kommen derartige Stimulationen unter Umständen überhaupt nicht in Frage. Hier schaden sie mehr als sie nützen. Als Therapeut haben wir also kritisch zu entscheiden, was für den einzelnen Patienten gut oder schlecht ist.

Bei den taktilen Hautstimulationen können einerseits Hand und Arm ruhig gehalten werden, während die sensibilitätsfördernden Objekte darauf bewegt werden. Andererseits kann man das Taktile mit dem Kinästhetischen verbinden, wenn man die Hand über ruhende, sensibilitätsfördernde Gegenstände und Flächen streichen läßt.

Praktische Beispiele:

Teppichstücke mit verschiedenartigem Flor werden auf eine etwas schräg gestellte Tischplatte gespannt. Die taktil gestörte Hand fährt darüber und „malt" Formen in den Teppich. Streicht sie in die Gegenrichtung, wird die Form wieder ausgewischt (Abb. 56).

Ebenso werden Stimulationen hervorgerufen, wenn man mit der offenen Hand auf der Tichplatte Formen „malt". Gleitet die Hand nicht gut, so streut man Talkumpuder auf den Tisch oder man verbessert die Gleitfähigkeit mit Wasser und Seife.

Auch auf einer großen Tafel kann das mit Kreide Aufgemalte mit der Handfläche ausgewischt werden. Hierbei entsteht durch die Reibung in der Innenhand eine intensive taktile Stimulation.

Der in Abb. 57 dargestellte Schlauch wurde aus sehr verschiedenartigem Material gehäkelt. Mit Extensionsbewegungen von Arm und Hand werden kleine Kugeln (mit geringem Widerstand) oder größere (mit vermehrtem Widerstand) durchgeschoben. Die Innenhand bekommt dabei eine intensive, von Abschnitt zu Abschnitt wechselnde Druck- und Reibestimulation.

Alternierendes Nachgreifen kann mit diesem Schlauch ebenso geübt werden.

Dieses Wischen, Streichen oder Reiben erfordert auch manche praktische Tätigkeit, wie das Falten von Wäschestücken und von großen Papierbogen, das Beziehen und Bekleben von größeren Flächen oder das Glattstreichen des Leintuchs beim Bettenmachen.

Trockene Lebensmittel finden beim ergotherapeutischen Training verschiedenste Verwendung. Es bestehen Variations- und Steigerungsmöglichkeiten vom Groben (Bohnen, Erbsen, Maiskörner) über mittlere Größen (Linsen, Hirse, Reis) bis hin zu den feinkörnigen Eßwaren (Maismehl, Zucker, Mehl). Auch Naturmaterial (Kies, Sand) eignet sich für das Sensibilitätstraining. Der Patient kann die verschiedenen Materialien mit den Händen untergraben, er kann sie anhäufeln, im Behälter von einer Ecke in die andere wischen und schieben oder damit Muster bilden.

Je nachdem, welche Anforderungen wir an den einzelnen Rehabilitanden stellen können, werden auch größere oder kleinere Gegenstände in der Masse vergraben und versteckt, die dann mit Hilfe des taktil-kinästhetischen Unterscheidungsvermögens wieder gefunden und ausgegraben werden müssen.

Wir wissen, daß pathologische Haltungen und Bewegungen das taktile Wahrnehmungsvermögen beeinträchtigen. So kann ein Hemiplegiker überfordert sein, wenn er auf Tischhöhe etwas betasten soll. Schulterretraktion, Arminnenrotation, Ellbogenflexion, Pronation und Flexion der Hand begünstigen nicht das sensible Wahrnehmungsvermögen.

Wir müssen das Tätigkeitsfeld für diese Patienten unbedingt so plazieren, daß damit die pathologischen Bewegungsmuster gehemmt werden. Wir stellen also beispiels-

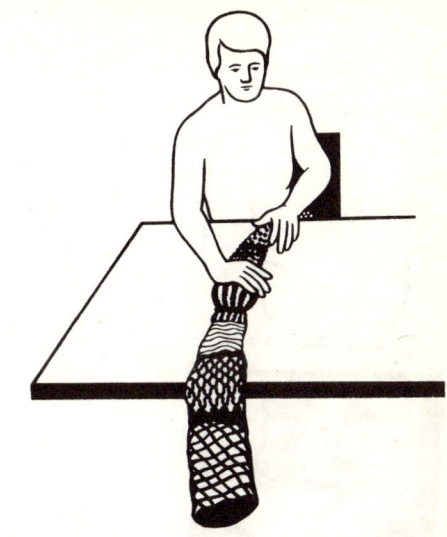

**Abb. 57.** Kugel durch sensibilitätsfördernden Schlauch schieben

weise die Kiesschüssel auf einen Stuhl, auf einen tiefen Schemel oder sogar auf den Boden (Abb. 58, 59).

Diese Positionen bieten bei normalerem Muskeltonus und geringerem Kraftaufwand bessere Voraussetzungen für die sensorische Perzeption.

Das vorgehaltene Brett (oder Karton) in Abb. 59) sorgt dafür, daß das Suchen der

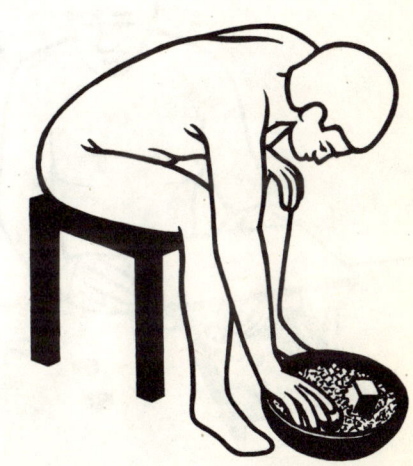

**Abb. 58.** Suchen versteckter Gegenstände in der Kiesschüssel am Boden

91

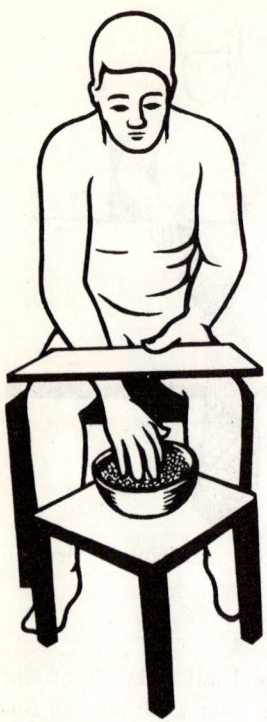

**Abb. 59.** Suchen im Reis auf tiefem Schemel ohne Augenkontrolle

kleinen Gegenstände aus dem Reis ausschließlich mit Hilfe des taktilen Unterscheidungsvermögens geschieht.

Zunächst läßt man die Gegenstände lediglich heraussuchen. Die nächste Stufe wäre, das Betastete zu benennen. Dann schließlich soll sogar ein ganz bestimmter Gegenstand von den verschiedenen, die z. B. in feinem Maismehl vergraben sind, gefunden werden (Abb. 60). Aphasiker fragt man nicht nur verbal nach dem Gewünschten, sondern zeigt ihnen dieses im Doppel. So wurde bei Abb. 60 der gleiche Knopf schon gefunden, und nun wird als nächstes nach einem Schlüsselring gefragt.

Das Holzkistchen mit seinen Vorhängen schließt die Augenkontrolle aus (Abb. 50 u. 60).

Abbildung 61 zeigt eine andere Möglichkeit, mit den gröberen oder feinen Körnchen zu manipulieren. Das Material gleitet und rieselt durch die taktil gestörte Hand und läßt dabei ein Muster auf der Tischplatte entstehen. Anschließend wird diese Form mit der flachen Hand wieder verwischt, damit ein neues Muster entstehen kann (Abb. 62). Günstig ist es, wenn ein großer Sandkasten in Tischhöhe zur Verfügung steht, dann kann auf größerer Fläche mit den Händen geformt, gemalt und geschrieben werden.

Abbildung 52 zeigt, wie bilateral mit dicken sensibilitätsfördernden Rollen manipuliert werden kann. Bei ausreichender Handfunktion wird mit denselben Rollen auch unilateral und bimanuell auf verschiedenste Art geübt. Wir rollen in Pronation und Supina-

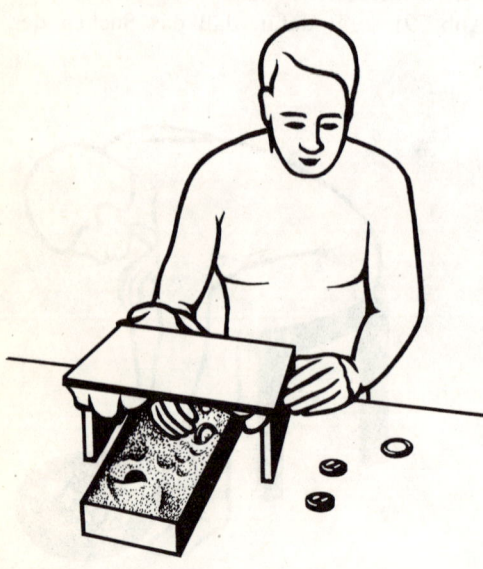

**Abb. 60.** Suchen eines bestimmten Gegenstands im Maismehl auf Tischhöhe

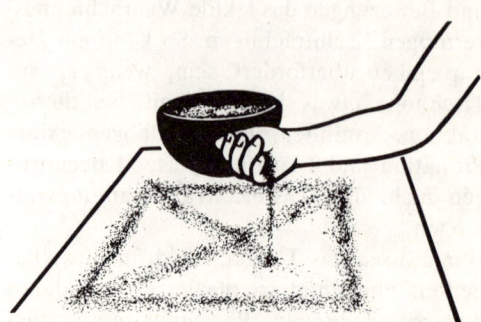

**Abb. 61.** Feiner Sand gleitet durch die Hand

... wechseln die Rollen vor und hinter ... er von einer Hand in die andere.

Je mehr verschiedenartige Rollen zur Verfügung stehen, um so abwechslungsreicher können die taktilen Stimulationen gestaltet werden. Sind je zwei Rollen mit gleichem Material überzogen, kann man als Muster eine Rolle in die gesunde Hand geben, während die andere Hand aus der Masse das Doppel dazu finden muß.

Das Solitaire, auch Einsiedlerspiel genannt, wird beim funktionellen Training bevorzugt verwendet, weil es ein häufiges Greifen und Loslassen erfordert. Auch beim Sensibilitätstraining nutzt man den Vorteil dieses Spiels gerne aus. Bei dem ständig wechselnden Griff versucht man gleichzeitig die taktilen Stimulationen zu wechseln. Hierfür verwendet man die in Abb. 51 gezeigten Rundholzstäbe, die mit verschiedenem Material überzogen sind.

Abbildung 63 zeigt eine andere Art von Spielsteinen. Eisenkugeln, Holzkugeln, Korkbälle, Tischtennisbälle, Gummibällchen, Styroporkugeln, Strickbälle, Stoffbälle, Wollpompons und Kieferzapfen kommen zur Anwendung. Die verschiedenen Kugeln und Bälle vermitteln je nach Gewicht und Materialbeschaffenheit der Hand ungleiche taktile und propriozeptive Gefühlsinformationen.

Werden die einzelnen Spielelemente aus einer offenen Kiste oder Schüssel geholt, können die Augen verfolgen, wonach gegriffen wird. Wesentlich schwieriger wird es, wenn die Dinge ohne Augenkontrolle aus

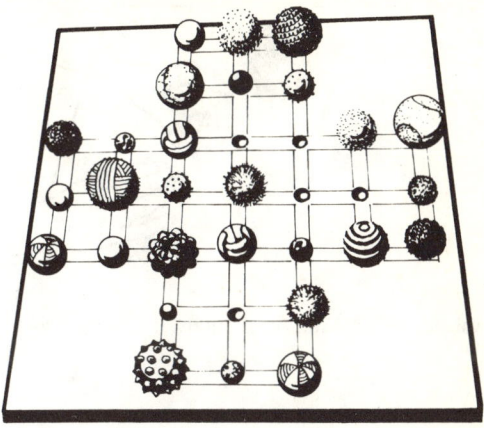

**Abb. 63.** Verschiedene Kugeln und Bälle dienen als Spielsteine

einem Sack genommen werden sollen oder wenn sogar nach etwas ganz Bestimmtem darin „gegrabbelt" werden soll. Der Sack kann vom Therapeuten so dargeboten werden, daß der Patient dazu veranlaßt wird, in spasmushemmenden Stellungen und Bewegungen zu arbeiten. Eine Möglichkeit ist, daß man den Sack zwischen den Beinen des Patienten hängen läßt. Eine andere ist die,

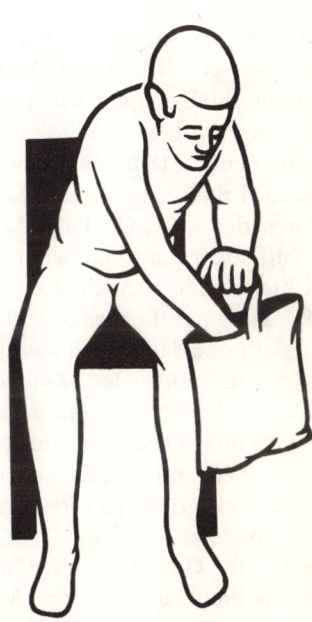

**Abb. 64.** In spasmushemmender Bewegung wird ein gewünschter Gegenstand im Sack gesucht

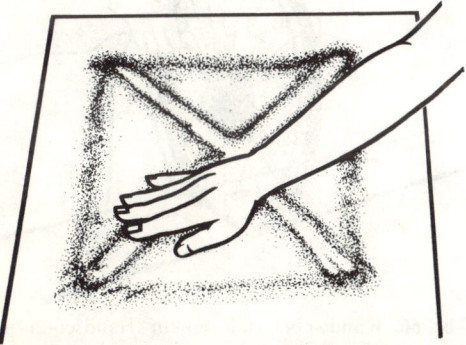

**Abb. 62.** Sand wird gewischt und geformt

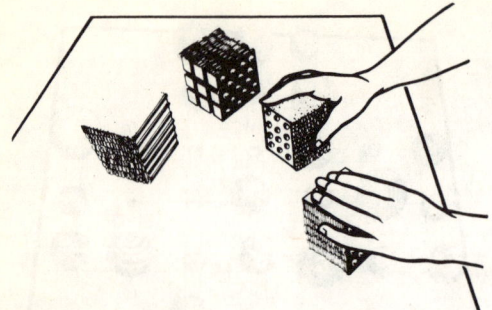

**Abb. 65.** Würfel mit sensibilitätsfördernden Oberflächen

den „Grabbelsack" auf der nichtbehinderten Seite zu halten. So kommt es zur Kreuzung des betroffenen Arms vor dem Körper und zur Schulterprotraktion (Abb. 64). Die hierbei entstandene Tonusnormalisierung begünstigt die Fähigkeit, mit dem Tastempfinden gewünschte Gegenstände in dem Sack zu finden.

Die 6 Flächen der in Abb. 65 gezeigten Würfel wurden mit ungleichen Materialien versehen. Hierfür werden die Holzflächen eingefeilt oder angebohrt, zum Teil auch Nägel mit verschiedenen Köpfen eingeschlagen oder Metallplatten, Leder, Fell oder Sandpapier aufgeklebt. Jeweils zwei Würfel wurden gleich gestaltet. Man kann in jede Hand ein Exemplar geben mit der Aufforderung, bei beiden Würfeln eine sich gleich anfühlende Fläche nach oben zu kehren. Je nach Erholungsgrad der Sensibilitätsqualitäten des einzelnen Patienten gibt man ein Würfelpaar mit gröberen oder feineren Unterschieden. Auch Zahlenwürfel, deren Punkte durch Löcher oder Polsternägel dargestellt sind, lassen sich abtasten.

Die ungenügende *Koordination beider Hände,* die wir bei motorischen wie auch bei Sensibilitätsstörungen kennen, versuchen wir mit Übungen und Tätigkeiten, die Beidhändigkeit erfordern, zu verbessern.

Für das alternierende Greifen (s. Abb. 48) wird der Gymnastikreifen nun mit grober Sisalschnur oder anderem Material umwickelt, damit die Greifflächen der Hand stimuliert werden.

Ein geknüpftes Seil, ein aus unterschiedlichen Garnen und Schnüren gehäkelter Schlauch (s. Abb. 57), zusammengeknotete Stoffreste oder ausgediente, zu einem Zopf geflochtene Strümpfe, können ebenfalls zu abwechselndem Nachgreifen verwendet werden.

Um nicht nur taktile, sondern auch verschiedenste kinästhetische Wahrnehmungen zu ermöglichen, variiert man die Verlaufsrichtung dieser Therapiematerialien: man läßt mal von oben nach unten, mal umgekehrt, auch von einer Seite zur anderen und in der Diagonalen nachgreifen.

Bei schon recht guten motorischen Fähigkeiten wird in Abb. 66 zur Förderung der Koordination beider Hände und zur Stimulation der Sensibilität die Technik des Rundwebens mit einer rauhen Sisalschnur gewählt.

Doch führt auch eine noch so gut ausgewählte Technik nicht immer zum erwünschten Behandlungsziel. Aufgrund des sensorischen Defizits auf der paretischen Seite kommt es oft nicht zum spontanen Gebrauch dieser Hand und zur erwünschten Hand-Hand-Koordination. Für dieses Problem gibt es folgenden nützlichen Rat: Um

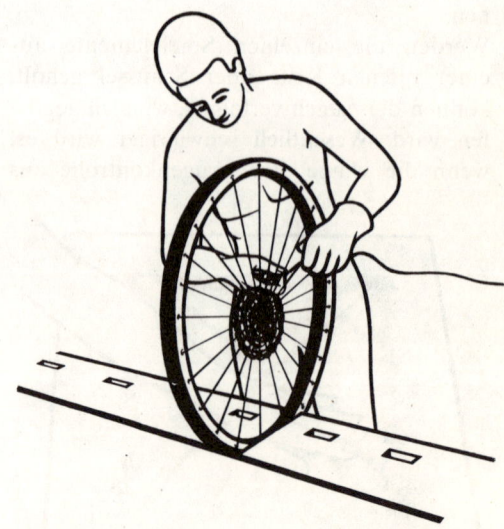

**Abb. 66.** Rundweben mit einem Handschuh an der gesunden Hand

eine annähernde Gleichstellung beider Hände zu erlangen, zieht der Patient in der Therapiestunde an seine *gesunde* Hand einen Fingerhandschuh. Damit bekommt diese Hand zwangsweise eine Sensibilitätsverminderung.

*Wird die Überaktivität der gesunden Seite gehemmt, so lassen sich die Funktionen der paretischen Seite besser anbahnen.*

Die Beispiele sensibilitätsfördernder Maßnahmen können noch endlos ergänzt werden. Von den noch nicht genannten, sich eignenden Techniken und praktischen Tätigkeiten sollten noch einige erwähnt werden:

– Tonarbeiten,
– Peddigrohrflechtarbeiten,
– farbiges Seidenpapier zu Kügelchen formen, diese dann zu einem Bild ordnen und aufkleben;

aus dem Haushalt:

– Reibe- und Wischbewegungen beim Putzen,
– Feinwäsche,
– Kneten und Formen von Teig (Kügelchen, Röllchen, Hörnchen, Schnecken, Brezeln),
– Mischen von Hackfleisch mit Zutaten, Formen von Fleischklößchen.

## 4. Therapieziele

Bei jeder Art von Therapie verfolgen wir gewisse Nah- und Fernziele. So stellt sich auch beim Sensibilitätstraining die Frage, welche Ziele wir für den einzelnen Patienten mit dieser Art von Behandlung erreichen wollen.

### Verletzungsgefahr verhindern

Ein bescheidenes, aber nicht unwichtiges Ziel ist es, die Verletzungsgefahr zu verhindern oder zumindest zu verringern. Dies erfordert verschiedenartige Kompensationen. Bei manchen Berufen wie auch bei den Arbeiten im Haushalt werden manchmal Änderungen der früheren Arbeitsgewohnheiten notwendig. So sollte z.B. eine Hausfrau beim Zwiebelschneiden wenn möglich mit der nichtgestörten Hand die Zwiebel halten und mit der taktil-kinästhetisch gestörten

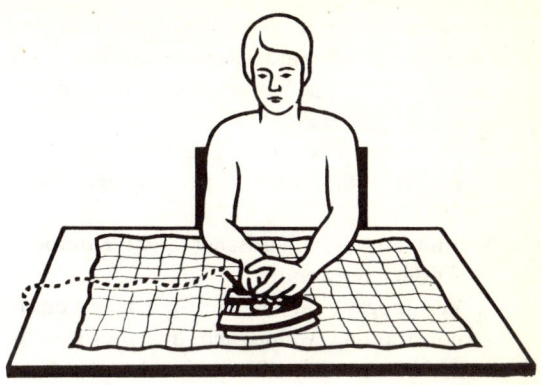

a

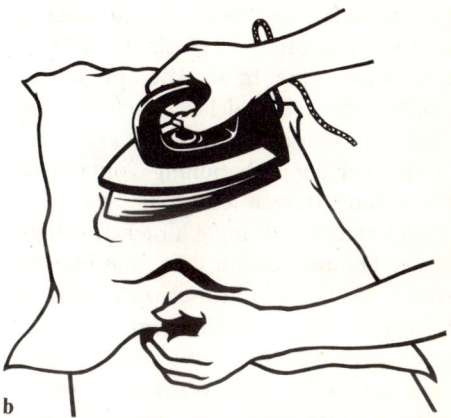

b

**Abb. 67. a** Bilaterale Führung des Bügeleisens (mit Schutzbrett). **b** Um eventuellen Verbrennungen vorzubeugen, wird mit Bügeleisenschutz gearbeitet

Hand das Messer führen. Voraussetzung ist, daß hierfür die motorischen Funktionen ausreichen.

Auch Adaptationen können einen Schutz bieten. So wird auf das Bügeleisen ein passend zugesägtes Schutzbrett gesteckt, das beim eventuellen Abrutschen der Hand ein Verbrennen verhindert. Bei schwerer Behinderung kann das Bügeleisen dann bedenkenlos bilateral geführt werden (Abb. 67 a).

Bei teilweiser Arm-Hand-Funktion kann die behinderte, sensibilitätsgestörte Hand das Bügeleisen führen. Die gesunde Hand übernimmt die gefährlichere Funktion, das Geradelegen und Glattstreichen des Stoffs (Abb. 67 b).

**Kompensationen dulden und evtl. auch zeigen**

Wie bei allen Behinderungsarten müssen wir uns auch bei den Sensibilitätsstörungen folgende Fragen stellen:

– Wie weit sind die eigentlichen Ausfälle wieder trainierbar und verbesserungsfähig?
– Sind aus therapeutischer Sicht Kompensationen notwendig?
– Verhindert oder blockiert ein Kompensationstraining womöglich die Besserungsfähigkeit, welche durch eine gezielte Therapie erreicht werden könnte?

Beim Testen sind selbstverständlich alle Kompensationsmöglichkeiten auszuschließen, denn uns interessiert die tatsächliche Sensibilitätsleistung. In der Therapie können wir nicht ganz auf solche Ausgleichsmöglichkeiten verzichten.

Während bei der Behandlung von motorischen Behinderungen das Kompensationstraining immer zweitrangig hinter dem funktionellen Training stehen sollte, hat man bei Sensibilitätsstörungen kritisch zu prüfen, ob nicht Verletzungs- und Verbrennungsgefahren bestehen, die durch ein entsprechendes Kompensationstraining verringert werden können. Kompensationen werden auch nötig bei Ignorieren (neglect) der behinderten Seite und auch, wenn nach längerem intensivem Sensibilitätstraining sich eine Therapieresistenz zeigt.

Viele Patienten finden selbst Kompensationsmöglichkeiten; diese sind nicht selten mit artistischem Können zu vergleichen. Findet ein Patient diese Wege der Kompensation jedoch nicht selbst, so müssen wir ihn auf die Möglichkeiten aufmerksam machen.

Die *visuelle* Kompensation scheint die wichtigste zu sein. Bei einer sensomotorischen Behinderung ist es noch wichtiger als beim sensorisch nicht gestörten Hemiplegiker, daß die betroffene Seite nicht in der typischen Retraktionshaltung bleibt, sondern der Arm ins Gesichtsfeld des Patienten gebracht wird. Nur so können die Augen kontrollieren, was mit der Hand geschieht.

Die *taktile* Kontrolle kann von der gesunden Hand übernommen werden. Unter dem Wasserhahn wird z. B. die Temperatur des fließenden Wassers mit der gesunden Hand geprüft, ehe die behinderte Hand darunter gehalten wird.

Die *akustische* Kompensation ist als dritte Möglichkeit zu nennen. Das Gehör kann unterscheiden, ob ein Behälter, der bewegt wird, leer oder gefüllt ist. Auch beim Bestreichen von verschiedenen Oberflächen wie Sandpapier, Karton oder Stoff kann durch das Geräusch das Material erkannt werden.

Mit der Duldung und Einbeziehung von Kompensationen durch andere Sinne als nur den taktil-kinästhetischen, wollen wir den maximalen Gebrauch der Extremität ermöglichen. Das Ziel unserer therapeutischen Bemühungen ist letzten Endes nicht, ein Testresultat zu verbessern, sondern insgesamt eine bestmögliche Rehabilitation des Patienten zu erreichen.

**Taktile Unterscheidungsfähigkeit**

Wenn irgend möglich streben wir neben den Kompensationen noch andere Behandlungsziele an. So wollen wir mit unseren sensibilitätsfördernden Maßnahmen eine Verbesserung der taktilen Unterscheidungsfähigkeit erreichen, welche dem Patienten wieder bessere Informationen über seine Umwelt gibt.

**Sichere, gezielte Bewegungen**

Mit einer Verbesserung der Lage- und Bewegungswahrnehmung wollen wir kontrollierte, gesicherte Bewegungen erreichen, und zwar in dem Sinne, daß die Bewegungen nicht mehr im einzelnen geplant werden müssen, sondern wieder zu automatischen Reaktionen werden.

**Spontaner Einsatz der betroffenen Hand**

Mit dem Fehlen der taktil-kinästhetischen Informationen erhält der Patient nicht genügend motorische Impulse. Da Sensibilitätsstörungen diesen negativen hemmenden Einfluß auf die Motorik haben, der bis zum Ignorieren der betroffenen Seite führt, ist es ein wichtiges Behandlungsziel, daß der Patient lernt, diese Extremität aktionsbereit ins Gesichtsfeld zu bringen, er sollte auch versuchen, sie an den Manipulationen teilhaben zu lassen. Das erwünschte Fernziel ist der spontane Gebrauch dieser Hand.

### Koordination beider Hände
Verbunden mit dem automatischen, spontanen Gebrauch der Hand wird eine gute Koordination beider Hände angestrebt.

### Erfolgserlebnisse vermitteln durch angepaßte Anforderungen
Die gewünschten Therapieziele werden wir nur erreichen, wenn wir die Patienten mit unseren Anforderungen weder unter- noch überfordern. Einen Erfolg können wir erreichen, wenn wir die Aufgabenstellung im Rahmen des gesamten Therapieaufbaus so wählen, daß sie vom Patienten eben noch gelöst werden kann. So, wie bei jeder anderen Therapieform, müssen wir ihm also während einer Therapiestunde wiederholt Erfolgserlebnisse vermitteln.

### Therapiebeendigung
Man muß sich fragen: Wie lange bestehen Aussichten für Fortschritte bei Sensibilitätsstörungen? Wieviel Zeit wollen wir einräumen, um die bestmöglichen Therapieziele zu erreichen? Ist die Prognose bei Sensibilitätsstörungen die gleiche wie bei motorischen Störungen? Ein Training von wenigen Tagen oder Wochen ist sicher nicht ausreichend um ausgeprägte Sensibilitätsstörungen hirngeschädigter Erwachsener wirkungsvoll zu verbessern. Frischbehinderten sollten wir sicher während mehrerer Monate Behandlung zukommen lassen. Vereinzelt machen Patienten sogar noch 1–2 Jahre nach dem Geschehen Fortschritte. Stagnieren die Befunde jedoch über längere Zeit trotz intensiver Therapie, ist es wohl nicht berechtigt, diese noch fortzusetzen. Der jeweilige Beruf mit den entsprechenden Anforderungen an die Sensibilitätsqualität entscheidet mit, bis zu welchem Ziel die Therapie geführt werden sollte.

## E. Schlußbemerkungen

Die Sensibilitätsstörungen mit ihren Test- und Behandlungsmöglichkeiten wurden verhältnismäßig ausführlich beschrieben. Das Hauptthema, die Hemiplegie, wurde dabei nicht ignoriert, denn wenn es uns gelingt, die verminderte Sensibilität zu trainieren, verbessern wir damit auch die motorischen Fähigkeiten. Um einen gewünschten Behandlungserfolg zu erzielen, müssen sensorische und motorische Behandlung miteinander verbunden werden.

Vor allem haben wir zu beachten, daß das Tastempfinden und die Lagewahrnehmung eines Hirngeschädigten nicht in jeder Stellung gleich sind. In einer dem pathologischen Muster entgegenwirkenden Haltung mit normalisiertem Muskeltonus ist die Sensibilitätswahrnehmung besser als im spastischen Muster. Die taktile Perzeption kann recht unterschiedlich sein, je nachdem ob ein Arm spastisch pathologisch innenrotiert, flektiert und proniert ist oder in einer spasmushemmenden Haltung außenrotiert, extendiert und supiniert.

Erst das Zusammenwirken von kontrollierter Bewegung sowie Oberflächen- und Tiefensensibilitätswahrnehmung führen zum sicheren taktil-kinästhetischen Erkennen.

Bei der Behandlung setzen wir uns wenn irgend möglich die Wiedererlangung und Verbesserung der Sensibilitätsfunktion zum Ziel und erst an zweiter Stelle die Kompensation. Unser Therapieziel wurde erreicht, wenn der Patient seine Sensibilitätsverbesserungen bei den täglichen Verrichtungen ausnutzt.

Selbst wenn nicht jedes Sensibilitätstraining, aus welchem Grund auch immer, zum erwünschten Ziel führt, so sollten wir uns doch die Erkenntnisse von der Plastizität des *ZNS* und die damit verbundene Lernfähigkeit zunutze machen und nichts unversucht lassen. Die praktischen Beobachtungen zeigen folgendes: Bleiben bei totalen Sensibilitätsausfällen alle Arten von Stimulationen unbeantwortet, wäre die Fortsetzung unserer therapeutischen Bemühungen eine Zeitverschwendung. Dagegen möchte ich sagen, daß sich bei lediglich verminderter Sensibilität ein entsprechender Trainingsversuch immer lohnt. In der akuten Phase kann damit eine Spontanerholung unterstützt und beschleunigt werden.

Jede Art von noch vorhandener Sensibilität kann durch Mangel an Anreizen vermindert, aber durch vermehrte Anreize auch verbessert werden. Dies zeigt deutlich eine Reihenuntersuchung bei gleichaltrigen Gymnasiasten und Werkschülern, wobei letztere durch ihre täglichen handwerklichen Manipulationen bessere Sensibilitätsleistungen zeigen. Dies zeigen auch Patienten mit spastischer Flexionshaltung im Bereich von Handgelenk und Fingern. Ihre Oberflächensensibilität ist am Handrücken besser ausgebildet als in der Innenhand. Die Hautpartien, die durch ständige Berührung mit Gegenständen eine Flut von taktilen Reizen bekommen, weisen eine gute, wenn nicht sogar eine überdurchschnittliche Sensibilität auf, hingegen können die Hautgebiete, die

keine Stimulationen bekommen, mit der Zeit verkümmern.

Auch von den Blinden wissen wir, daß es möglich ist, den Tastsinn zu verfeinern und zu verbessern.

Abschließend ist zu sagen, daß sich die Förderung von teilweise vorhandenen Sensibilitätsfähigkeiten immer lohnt, auch wenn nur geringe Verbesserungen erzielt werden können. Kommen die verlorengegangenen Sinnesempfindungen nicht wieder zurück, so können sie mit der Verbesserung der noch vorhandenen Gefühlsqualitäten kompensiert werden.

Um den gewünschten Erfolg beim Sensibilitätstraining zu erzielen, muß die sensorische und die motorische Behandlung miteinander verbunden werden. Mit der richtigen Wahl von Reiz, Hemmung, Stimulation und Fazilitation wird es uns gelingen, die Erkundungsfunktionen zu verbessern, womit wir eine Verbesserung der Ausführungsfunktionen erreichen.

# IX. Kontrolliertes Einhändertraining

Auch wenn wir die Behandlung von Ausfällen und Fehlfunktionen der hemiplegischen Seite in den Mittelpunkt all unserer therapeutischen Bemühungen stellen, bedeutet das nicht, daß wir die erhaltenen Funktionen auf der nichtparetischen Seite deshalb vernachlässigen oder gar unterdrücken.

Sind die normalen Funktionen einer oberen Extremität durch Amputation, periphere Lähmung oder zerebrale Bewegungsstörung verlorengegangen, ist grundsätzlich die Geschicklichkeit der anderen Hand zu fördern. Dies wird vor allem dann nötig, wenn die dominante Seite geschädigt wurde.

Solches Geschicklichkeitstraining muß jedoch nicht unter Ausschluß der behinderten Seite stattfinden. So wie ein Armstumpf oder eine Prothese Stütz- und Hilfeleistungen geben kann, kann dies auch eine gelähmte Extremität. Bei einer schwersten Behinderung kann dies vielleicht nur in der Form sein, daß mit dem Gewicht des Arms ein Papier fixiert wird, auf welchem mit der nicht behinderten Hand etwas aufgeschrieben wird.

Ein *isoliertes* Einhändertraining sollte es in der Ergotherapie bei einseitiger Behinderung der oberen Extremität gar nicht geben. Werden alle Aktivitäten des Tages ausschließlich mit der gesunden Seite ohne Miteinbeziehen der behinderten Körperseite ausgeführt, ist dies mit der Gefahr statomotorischer Veränderungen verbunden, etwa asymmetrische Haltungen, Wirbelsäulendeformierungen, Kontrakturen und Schmerzzustände.

Beim Hemiplegiker sind solche Sekundärschäden vermeidbar durch bilaterales und bimanuelles Training sowie durch gute Kontrolle der hemiplegischen Seite beim Einhändertraining.

Diese Kontrolle beinhaltet:

- Symmetrische Rumpfhaltung beim Sitzen und Stehen,
- kontrollierte Haltung von paretischer oberer und unterer Extremität oder Möglichkeit der Lagerung,
- Vermeiden von assoziierten Reaktionen im betroffenen Arm und Bein,
- Vermeiden von Verletzungen und Dekubitus, vor allem bei zusätzlichen Sensibilitätsstörungen,
- ständige visuelle Kontrollmöglichkeit der behinderten Seite durch den Patienten, auch wenn das Hauptaugenmerk auf die Tätigkeit mit der gesunden Hand gerichtet ist,
- bestmögliches Miteinbeziehen der paretischen Seite in den Tätigkeitsablauf mit Halte- und Stützfunktionen,
- Koordinationsförderung durch bilaterale und bimanuelle Arbeiten, auch wenn dabei eine Seite aktiver ist als die andere.

Erst unter Berücksichtigung dieser Kontrollpunkte kann ein Einhändertraining als „kontrolliert" bezeichnet werden.

## A. Bei der Aktivierung

Aktivierungstherapie ist angezeigt im Spätstadium der Hemiplegie, bei sehr betagten oder schwerstbehinderten Patienten, die sozial und beruflich nicht eingegliedert werden können und auf geriatrischen oder Chronischkrankenstationen verweilen.

Die aktivierende Beschäftigung, die vorwiegend in Gruppen durchgeführt wird, beschränkt sich meist auf einhändige Tätigkeiten.

Selbst wenn nach mehrjährigem Bestehen der Hemiplegie keine funktionellen Verbesserungen mehr zu erwarten sind, besteht doch immer noch die Gefahr von Verschlechterungen und Sekundärschäden im Sinne von Spastizitätszunahme, Kontrakturen, asymmetrischer Körperhaltung, Rückenbeschwerden und anderen Schmerzen.

Damit wird klar, daß bei der Aktivität der gesunden Seite die behinderte stets einer guten Kontrolle und Lagerung bedarf (vgl. Kap. VI.A.3).

Auch müssen zur Vermeidung von assoziierten Reaktionen die Anforderungen, welche die verschiedenartigen Beschäftigungen an den Behinderten stellen, unbedingt berücksichtigt werden (s. Kap. IV.3).

## B. Bei Apraxie

Je nach Lokalisation der zentralnervösen Funktionsstörungen haben manche Hemiplegiker noch zusätzlich apraktische Störungen. Ohne auf die einzelnen Formen der Apraxie einzugehen, steht fest: wenn Patienten diese zusätzliche Behinderung realisieren, deprimiert sie dieser Zustand meist stark. Während die eine Hand durch die Hemiplegie funktionsuntüchtig ist, kann auch die andere, an und für sich funktionsfähige Hand, aufgrund der apraktischen Störung nicht sinnvoll handeln und manipulieren. So leiden die Patienten darunter, daß sie nicht selber essen können, Mühe haben, sich die Brille aufzusetzen, und sie nach Gebrauch nicht wieder ins Etui stecken können oder unfähig sind, mit einer Schere zu schneiden.

Bei solch beidseitiger, jedoch völlig verschiedenartiger Behinderung hat man meist den Eindruck, daß bezüglich Plegie und Apraxie die Plegie die schwerere Behinderung ist. Damit der Hemiplegiker wenigstens mit einer Körperseite einigermaßen agieren kann, wird in der Ergotherapie als erstes der paretische Arm gut gelagert. Dann kann die nichtparetische Seite, die durch die Apraxie oft schwer behindert ist, durch angepaßte, d.h. stark vereinfachte Techniken behandelt werden.

Oft ist es eine Hilfe, wenn die apraktische Hand vom Therapeuten geführt wird. Man versucht damit, dem Patienten das Gefühl für die Bewegungsabläufe zu vermitteln.

Obwohl über Prognose und zielgerichtete Behandlungsweise kaum etwas bekannt ist, lohnt sich bei den verschiedenen Apraxieformen sicher immer ein Behandlungsversuch.

## C. Beim Selbsthilfetraining

Das funktionelle Training und das Selbsthilfetraining bei Hemiplegikern sind zwei Indikationen der Ergotherapie, die nicht isoliert und unabhängig voneinander, sondern in ihrer Kombination zur Anwendung kommen sollten. Die erreichte Körpersymmetrie, die notwendige Armlagerung, das Vermeiden von assoziierten Reaktionen sowie von pathologischen Haltungen und Bewegungen, die Ausnützung der Funktionsverbesserungen auf der hemiplegischen Seite dürfen beim Selbsthilfetraining nicht vergessen werden.

Einige Bereiche des Selbsthilfetrainings:
- Selbständiges Essen, dazu gehört auch die Fähigkeit des Brotstreichens und des Fleischschneidens,
- selbständiges Ankleiden,
- persönliche Hygiene, eingeschlossen das Rasieren, Maniküren, Schminken, Baden oder Duschen,
- Fortbewegung, z.B. selbständiges Rollstuhlfahren, ohne dabei assoziierte Reaktionen auszulösen,
- praktische Dinge aus dem täglichen Leben wie Telefonieren, mit Geld umgehen, Einkaufen usw.

Da die eigentlichen Techniken und Hilfen zur Einübung der Aktivitäten des täglichen Lebens in Ergotherapiekreisen allgemein bekannt sind, werden im folgenden nur ergänzend einzelne Anregungen für ein „kontrolliertes" Einhändertraining beim Ankleiden gegeben.

Das einhändige Aus- und Anziehen erlernen manche Patienten nur für eine Überbrükkungszeit, bis sich die Funktionen auf der hemiplegischen Seite wieder gebildet haben. Ein großer Teil der Patienten muß das erlernte Einhändersystem jedoch beibehalten, weil sich keine oder nur ungenügende Funktionen auf der hemiplegischen Seite entwickeln.

Da das Ankleiden in den Bereich der Pflege gehört und auch vor und nach einer physiotherapeutischen Behandlung zur Anwendung kommt, müssen wir Ergotherapeuten beim Selbsthilfetraining eng mit diesen beiden Berufsdisziplinen zusammenarbeiten.

Voraussetzungen für den Übungsbeginn des selbständigen Kleidens:

– Motivation des Patienten,
– genügend Zeit und Ruhe,
– ausreichende physische Belastbarkeit,
– genügend Sitzbalance,
– Berücksichtigung von Sensibilitätsstörungen durch den Patienten selbst,
– keine zu ausgeprägte Körperschemastörungen (Ankleideapraxie),
– gewisse Kompensationsfähigkeiten bei Hemianopsie,
– keine ausgeprägte Vernachlässigung einer Körperseite (neglect),
– keine massiven räumlichen Wahrnehmungsstörungen (Wahrnehmung der Kleidungsstücke in Bezug zum Körper),
– Fähigkeit, Aufforderungen nachzukommen; wenn keine verbale Verständigung möglich (Aphasie) imitatorisch.

Damit ein Selbsthilfetraining bei hirngeschädigten Erwachsenen nicht zur Überforderung und Frustration führt, müssen die genannten Voraussetzungen unbedingt erfüllt oder gegebenenfalls durch entsprechendes Vortraining erarbeitet werden. Die erreichten Möglichkeiten – aber auch die Grenzen – jedes einzelnen Patienten erkennend, wird die Selbständigkeit schrittweise angestrebt.

Um den Patienten eine ausreichende Sicherheit zu geben, sollte er zum Anziehen nicht auf dem weichen, oft auch zu hohen Bettrand sitzen, sondern auf einem festen Stuhl. Hat der Patient Angst, vom Stuhl zu fallen, kann rechts und links je ein weiterer Stuhl hingestellt werden, was die notwendige Sicherheit gibt (Abb. 69).

Der Therapeut sitzt entweder vor oder neben dem Patienten auf der hemiplegischen Seite (dies ist bei eventuellen Stürzen meist die Fallseite).

Das Selbsthilfetraining muß von uns so konzipiert werden, daß es kein reines Einhänderkompensationstraining wird. Unter Berücksichtigung der sensomotorischen Behandlungsweise soll es zu einem Teil der gesamten Therapie werden. Deshalb sollte in einem frühen Stadium, wenn für das Waschen und Kleiden noch viel Hilfe nötig ist, der Hemiplegiker nicht einfach manipuliert, sondern schon dann für Teilbereiche zur Mitarbeit angeregt werden. Solche ersten Teilleistungen wie auch die spätere vermehrte Verselbständigung können und sollen ihre therapeutische Wirkung haben.

Hierzu einige praktische Beispiele:

– Während die pflegende Schwester noch den Patienten wäscht, kann dieser wenigstens Gesicht, Hals, Brust und – was zur Integrierung der hemiplegischen Seite in das Körperschema sehr wichtig ist – auch den hemiplegischen Arm selbst waschen. Hierfür bringt nicht die Schwester, sondern der Patient selbst seinen betroffenen Arm ins Waschbecken.
  Später wird gezeigt, wie auch der gesunde Arm, der Rücken und der übrige Körper gewaschen werden können.
– Wird der Hemiplegiker vom pflegenden Personal angezogen, so sollte nicht der Pfleger den hemiplegischen Arm durch den Ärmel fädeln, sondern dem Patienten den Ärmeleinstieg geöffnet hinhalten, damit er selbst mit Hilfe seiner gesunden Hand die hemiplegische tief ins Ärmelloch hineinstecken kann.
  Zieht man dem Patienten Hose oder Strümpfe an, ehe ihm aus dem Bett geholfen wird, so wird das hemiplegische Bein ohne Außenrotation und Abduktion so-

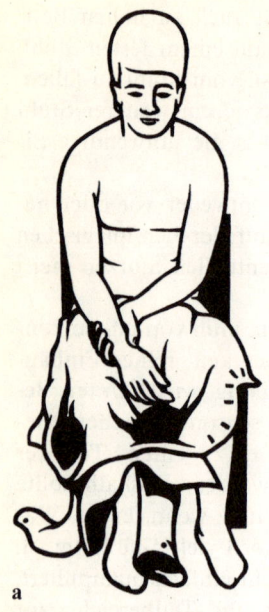

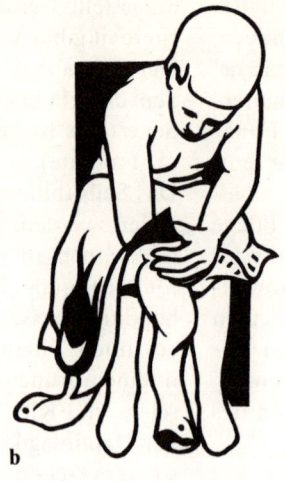

**Abb. 68. a** Hineinführen des hemiplegischen Arms in den Ärmel. **b** Bekleiden des hemiplegischen Arms mit kontrollierten Haltungen und Bewegungen

weit gebeugt, daß es in das Gesichtsfeld des Patienten kommt.

Durch derartiges, sich täglich wiederholendes Miteinbeziehen des Patienten in die aktivierende Pflege, kann sein Körperschema wieder verbessert werden.

– Für ein späteres Stadium, wenn der Patient alleine seinen Oberkörper bekleidet,

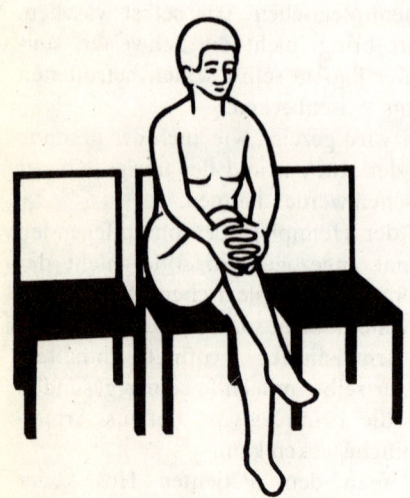

**Abb. 69.** Beidhändiges Überkreuzen der Beine; Stühle rechts und links des Patienten geben die notwendige Sicherheit

zeigt Abb. 68 a, b, wie dies ohne Armflexion, ohne Schulterretraktion und ohne Verdrehung in der Körperachse möglich ist. Vor dem Körper wird der paretische Arm mit Hilfe des gesunden tief in den geöffneten Ärmel gesteckt, der zwischen den Beinen herunterhängt (Abb. 68 a).

Während das Kleidungsstück zur Schulter hochgezogen wird, bleibt der Patient weiterhin vorgeneigt und sein hemiplegischer Arm befindet sich noch zwischen den Beinen (Abb. 68 b). Diese Position hemmt die Retraktion der Schulter und die Flexion des Arms.

– Um Schuhe, Strümpfe und Hosen an- und auszuziehen ist das Überschlagen der Beine erforderlich und auch erwünscht, weil das Kreuzen der Beine gleichzeitig die Sitzbalance trainiert.

Gelingt das kontrollierte Überschlagen des hemiplegischen Beins noch nicht, so sollte nicht nur die gesunde Hand dabei helfen. Bilateral mit gefalteten Händen werden die Beine gekreuzt (Abb. 69).

Im Gegensatz zu anderen Körperbehinderungen wird bei Hemiplegikern die Selbständigkeit nicht verfrüht und auch nicht um jeden Preis angestrebt. Das könnte sonst mit der Gefahr des unkontrollierten Einhändertrainings verbunden sein.

Die Aktivitäten des täglichen Lebens werden in der ersten Phase, die oft sehr lange dauert, mit therapeutischer Kontrolle eingeübt, bis in einer späteren Phase der Patient selbst diese Kontrolle übernehmen kann.

Mit Vermeidung eines reinen Einhändertrainings und durch Miteinbeziehung der hemiplegischen Seite bei den verschiedenen Aktivitäten kann das Selbsthilfetraining zu einem Bestandteil des funktionellen Trainings werden. Mit Zunahme der Selbständigkeit wird es zu einem Teil des kontrollierten Alltagsgeschehens.

# D. Beim Schreibtraining

Mit Berücksichtigung der motorischen Behinderung, der Sensibilitätsstörungen, der Apraxie, des Gesichtsfelddefekts, den Störungen der Formwahrnehmung und Formkonstruktion ist es für uns Ergotherapeuten oft schwer zu entscheiden, ob überhaupt, zu welchem Zeitpunkt und mit welcher Hand es angezeigt ist, ein Schreibtraining durchzuführen, ohne daß dies beim Patienten zu Überforderung und Frustration führt.

Ehe wir mit aphatischen Patienten das Schreiben üben, sollten wir immer zuerst mit dem behandelnden Sprachtherapeuten Rücksprache halten. Das Schreibtraining in der Ergotherapie basiert nicht auf der Schreibunfähigkeit infolge einer Aphasie, sondern auf den sensomotorischen Ausfällen.

Bei solchem „Schreibgeläufigkeitstraining" haben wir auf gute Sitzhaltung, richtige Tischhöhe, geeignete Lichtquelle, Lage der Schreibfläche und Stifthaltung zu achten.

Ist eine Parese der dominanten Seite irreversibel, so muß mit der nichtdominanten Hand ein entsprechendes Schreibtraining durchgeführt werden.

Wie bei allen anderen einhändigen Tätigkeiten darf auch beim Schreiben der hemiplegische Arm nicht unterm Tisch liegen, da es sonst zu asymmetrischen und pathologischen Körperhaltungen kommt. Wenn immer möglich, wird mit der behinderten Hand das Schreibpapier gehalten. Muß für die Blattfixierung jedoch ein Hilfsmittel verwendet werden, so liegen Unterarm und Hand neben der Schreibfläche auf dem Tisch.

Eine angepaßte Armlagerung beim einhändigen Schreibmaschinenschreiben zeigt Abb. 21.

Ist die dominante Seite nur leicht behindert oder kehren die Funktionen wieder zurück, ist es anfänglich oft nötig, mit Schreibhilfen, wie z. B. verdicktem Griff, zu üben. Von Patient zu Patient muß entschieden werden, ob mit Bleistift, Fettstift, Filzstift, Kugelschreiber, Kreide oder einem Füller gearbeitet wird. Auch muß die Wahl getroffen werden zwischen einem weichen oder harten sowie einem dick oder dünn schreibenden Stift.

## 1. Hinweise für die Durchführung des Schreibtrainings

Vorbereitend wählen wir Techniken, die die Funktionsabläufe des Schreibens anbahnen. Dies sind einerseits lockere, flüssige Bewegungen von Schultergürtel und Oberarm, um Hand und Arm weiterzuführen, zum anderen sind es die dosierten diadochokinetischen Bewegungen von Handgelenk und Fingern für die Stiftführung. Wir üben z. B. bügeln, Tisch oder Tafel putzen, Fingermalen und mit dicken Pinseln große Flächen bemalen wie bei der Papierbatik oder Kleisterpapierherstellung; Wachs auftragen mit einem feinen Pinsel für Papier- oder Stoffbatiken.

Da ein Papier gerne verrutscht oder man mit dem unkontrolliert geführten Stift auch oft hängen bleibt und es zerreißt, wird anfänglich auf einer abwaschbaren Tischplatte oder auf einer Tafel geschrieben.

## 2. Aufbau des Schreibgeläufigkeitstrainings

Man beginnt mit großen runden Formen, die so häufig wiederholt werden, bis der Bewegungsablauf die erwünschte Geläufigkeit erreicht. Dies können sein: große Kreise, Schnecken, Spiralen, Ovale in jeder Steil- und Schräglage, stehende und liegende Achten.

Solche Schreibvorübungen können auch später immer wieder zur Lockerung und Erholung eingeschaltet werden. Dies wird vor allem nötig, wenn es im fortgeschrittenen Schreibtraining durch die vermehrten klei-nen und komplizierten Übungen zur Ermüdung des Arms kommt. Es kann auch ohne Stift mit der flachen Hand einer Form nachgefahren werden; beispielsweise malt der Therapeut eine Acht auf die Tafel und der Patient fährt so oft darüber, bis diese wieder ausgewischt ist.

Anfänglich erreicht man einen Schreibfluß durch ständige Wiederholung derselben Bewegungsrichtung, wie:

Als nächster Schritt variiert man die Größe:

Dann wechselt man die Form oder die Bewegungsrichtung; bleibt dabei aber bei ähnlichen Bewegungsabläufen:

Für ein fortgeschrittenes Trainingsstadium können zusammenhängende Formen gewählt werden, bei denen die Bewegungsrichtung ständig gewechselt werden muß:

Ehe man die ersten Wörter schreiben läßt, werden Buchstabenverbindungen geübt:

Die ersten Wörter werden so gewählt, daß sie fließende Bewegungen erfordern, z. B.:

Celle , Elle , alle , bellen ,

Welle , Felle , Quelle , Eile

Erst langsam steigert man mit bewegungsmäßig schwierigeren Wörtern.

Wir machen keine „Schönschreibübungen", bei denen sich die Patienten nur allzuleicht verspannen und dann schnell ermüden, sondern streben beim Schreiben einen bestmöglichen Bewegungsfluß an.

Allmählich verkleinert man die Schreibübungen bis zu einer normalen Schriftgröße; man läßt die Schreibgeläufigkeitsübungen zwischen zwei Linien ausführen und wählt statt der runden Buchstabenformen mehr und mehr eckige und solche mit ständigem Bewegungswechsel.

Selbstverständlich muß die frühere Schriftart jedes Patienten berücksichtigt werden.

Auch fragen wir uns bei jedem einzelnen: Wieviel muß dieser Patient in seinem Beruf von Hand aufschreiben? Hat er eine große private handschriftliche Korrespondenz? Welche Bedeutung hat das Schreiben überhaupt im Leben dieses Hemiplegikers?

Wenn man bedenkt, wie vielseitig und kompliziert die Bewegungen für den Schreibvorgang sind, so erreicht man beim Schreibtraining verständlicherweise selten das Ziel, das sich die meisten Patienten erhoffen; nämlich das Bild der früheren Handschrift, womöglich noch mit der gewohnten Schreibgeschwindigkeit. Nach einer zentralnervösen Funktionsstörung der Bewegungen muß man sich meistens damit zufrieden geben, wenn man zu einer einigermaßen lesbaren flüssigen Schrift kommt.

# E. Bei der beruflichen Wiedereingliederung und beim Haushalttraining

Während in der subakuten Behandlungsphase eines Hemiplegikers die medizinische Rehabilitation im Vordergrund steht, werden im späteren Verlauf der Therapie vermehrt Behandlungsweisen gewählt, welche die Wiedereingliederung des Rehabilitanden ins Berufs- und Alltagsleben bezwecken. Nach der ersten intensiven Behandlungszeit,

in der vor allem Einzelziele, nämlich Verbesserungen von Bewegungs-, Sensibilitäts- und anderen Hirnfunktionen angestrebt wurden, kann man nun bemessen, ob die wiedererlangten Fähigkeiten ausreichen, um tägliche Arbeiten zukünftig bimanuell auszuführen.

Leider erholt sich jedoch bei einem hohen Prozentsatz von Hemiplegikern die obere Extremität im Vergleich zur unteren wesentlich schlechter oder überhaupt nicht, so daß für die spätere Arbeit im Beruf und Haushalt überwiegend nur einhändige Tätigkeiten möglich sind.

Bei der beruflichen Wiedereingliederung muß die Vielseitigkeit der Berufsarten berücksichtigt werden. Da Umschulungen für den Hirngeschädigten immer sehr große Anforderungen bedeuten, versucht man, wenn immer möglich, daß der Hemiplegiker wieder an seinen früheren Arbeitsplatz zurückkehren kann. Oft sind es nur Teilbereiche der früheren Arbeit oder andere Funktionen innerhalb desselben Betriebs, die übernommen werden können.

Wichtig ist, daß wir uns von dem Tätigkeitsbereich jedes einzelnen Patienten ein genaues Bild machen können. Wenn die Beschreibung des Berufsbilds durch den Patienten selbst nicht ausreicht, müssen wir uns evtl. an Ort und Stelle den bisherigen Arbeitsplatz ansehen und gegebenenfalls auch mit dem Arbeitgeber sprechen. Soweit das möglich ist, bauen wir mehr und mehr die berufsvorbereitenden Maßnahmen in den Therapieablauf mit ein.

*Beispiele:*
- Ein Lagerarbeiter hat verschieden große Schachteln und Platten in Regale zu ordnen. Spontan hebt und trägt er solch große und oft auch schwere Gegenstände nur mit der gesunden Seite, obwohl die paretische Seite brauchbare Funktionen entwickelt hat. Das bedeutet, daß mit dem Arbeitsbeginn eine erhebliche Zunahme der Körperasymmetrie und eine Spastizitätsverstärkung zu erwarten ist. Um dem vorzubeugen, üben wir in der Ergothera-

pie vermehrt das beidhändige Tragen von größeren Gegenständen.

– Die Hemiplegie der rechten, früher dominanten Seite eines Uhrmachers hat sich soweit zurückgebildet, daß die paretische Hand sogar zu gewissen feinmotorischen Tätigkeiten fähig ist. In einer Fabrik überwachte er früher ca. 15 Arbeiter, zeigte ihnen die einzelnen Arbeitsgänge und überprüfte die fertig zusammengesetzten Uhren, ehe sie in den Handel kamen. Die verbleibende Behinderung von seiten Hemiparese, der Hemianopsie, der Aphasie und der Perseverationstendenz erlauben zwar die Eingliederung im selben Betrieb, jedoch nicht in der gleichen Funktion wie früher. Als Vorbereitung für die späteren Einsetzarbeiten der verschiedenen Uhrteile, die mit Pinzette und einem Stift ausgeführt werden, versuchten wir in der Ergotherapie mit genau derselben Pinzette

und demselben Stift zunächst verschiedene kleine Dinge zu ordnen. Später wurden Mosaike mit kleinen Teilen geklebt. Bei diesem berufsvorbereitenden Training mußte der Uhrmacher lernen, die Pinzette, die er früher mit der rechten Hand führte, jetzt mit der linken zu bedienen. Der feine Haltegriff des Stäbchens mußte verlängert und verdickt werden, damit die paretische Hand sich beim Halten nicht verkrampfte.

Die Arbeitsplatzgestaltung von Rehabilitanden, die ihre berufliche Tätigkeit einhändig ausführen (z. B. Schreibmaschineschreiben), muß unbedingt so sein, daß asymmetrische Haltungen und das Auftreten von assoziierten Reaktionen vermieden werden. Dies kann zum Teil schon durch symmetrisches Sitzen und durch eine entsprechende Lagerung des plegischen Armes erreicht werden. In besonderem Maße gilt dies für alle Arten

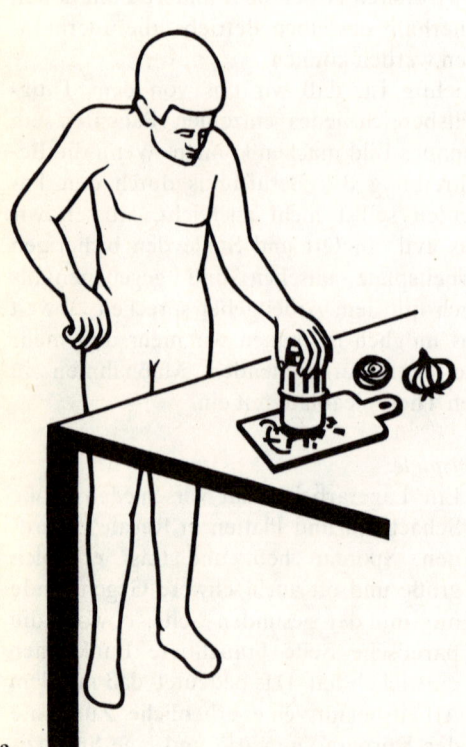

a

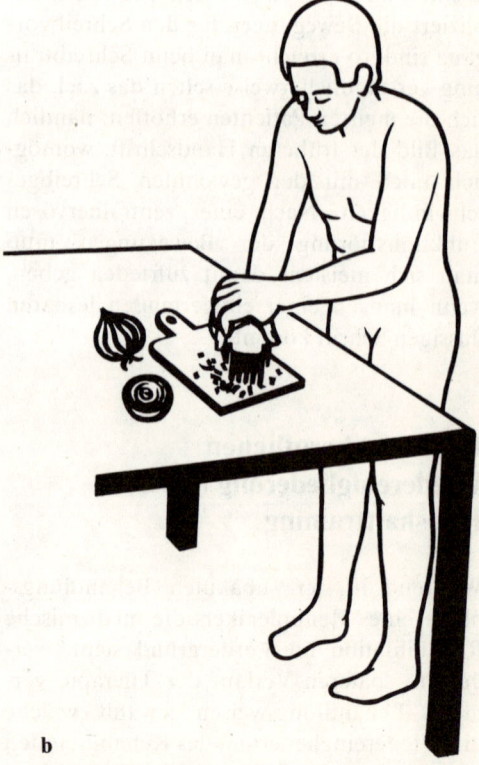

b

**Abb. 70. a** Schlechtes, unkontrolliertes Einhändertraining beim Zwiebelhacken; assoziierte Reaktionen entstehen. **b** Gute Kontrolle der plegischen Seite bei bilateraler Anwendung eines Zwiebelrollers

von Bürotätigkeiten und für das einhändige Bedienen von Maschinen.

Was für viele Menschen die Berufstätigkeit bedeutet, entspricht den Hausarbeiten bei Frauen oder alleinstehender Männer. Eine Art Kompensationseinhändertraining unter Verwendung verschiedener Hilfsmittel ist hierbei oft unerläßlich. Dennoch sollte ein Haushalttraining von Ergotherapeuten immer so konzipiert werden, daß die paretische Seite bei allen Tätigkeiten kontrolliert, gelagert oder – noch besser – mit einbezogen wird.

*Beispiel:*

In Abb. 70a wird eine Möglichkeit gezeigt, Zwiebeln einhändig zu hacken. Die Spirale im Zwiebelhacker leistet der Stoßbewegung jedoch so viel Widerstand, daß es auf der paretischen Seite zu heftigen assoziierten Reaktionen kommt.

Die Alternative: Ein Zwiebelroller bietet nicht so viel Widerstand und kann bilateral benutzt werden (Abb. 70b).

Dieses Beispiel zeigt, daß Arbeitsgeräte und Hilfsmittel für Haushalt und Beruf von uns Ergotherapeuten so ausgewählt werden müssen, daß damit sowohl verlorengegangene Funktionen kompensiert als auch therapeutische Ziele verfolgt werden können.

Abschließend sei zum Thema „kontrolliertes Einhändertraining" noch gesagt: Ein zu frühes intensives Training mit der gesunden Seite vermehrt die Asymmetrie des Hemiplegikers, wirkt den anderen Therapiezielen entgegen, verhindert weitgehend die Funktionsentwicklung auf der behinderten Seite und trägt nicht dazu bei, die Koordination beider Körperseiten zu fördern. Das einhändige Arbeiten mit der gesunden Hand wird deshalb nicht an den Anfang und auch nicht in das Zentrum unseres ergotherapeutischen Programms gestellt.

Ein gut rehabilitierter Hemiplegiker sollte soviel Einsicht in seinen Behandlungsplan bekommen haben, daß er selbst das vermeiden kann, was ihm schadet, und einen Ausgleich gegen die Asymmetrie findet.

# X. Therapiemittel

In Kap. VI–VIII wurden verschiedenste Therapiemittel erwähnt oder in ihrer praktischen Anwendung beschrieben. Vielleicht wurde dabei eine genaue Beschreibung derselben vermißt. In diesem Kapitel soll deshalb auf die wichtigsten Aspekte hingewiesen werden, die bei der Anschaffung und Herstellung von Therapiemitteln zu berücksichtigen sind.

Aus der Fülle von Material, das einerseits im Handel angeboten wird und das sich andererseits in der Praxis bewährt hat, kann hier nur eine Auswahl beschrieben werden.

Welches Therapiematerial schließlich in einer Ergotherapie benötigt wird, hängt davon ab, wie groß die Abteilung ist und ob hauptsächlich Hemiplegiepatienten oder vermehrt Rehabilitanden mit anderen Behinderungen behandelt werden.

## A. Kriterien

**Stabilität:** Bei der Anschaffung wie bei der Herstellung von Therapiematerialien muß darauf geachtet werden, daß sie stabil und widerstandsfähig sind und genügend Sicherheit bieten. Sie müssen häufigem Gebrauch standhalten.

Beim Mobiliar ist es wichtig, daß die Stühle einen absolut sicheren Stand haben. Ein Tisch darf nicht kippen, wenn er hoch und schräg gestellt ist.

Für die Eigenproduktion von Kartenmaterial verwendet man möglichst festen Karton. Um die Karten für vielfachen Gebrauch widerstandsfähig zu machen, werden sie mit einer matten Klebefolie (keine Spiegelung) überzogen.

**Verstellbarkeit:** Ist ein Therapiemittel verstellbar und vielseitig verwendbar, so hat man die Möglichkeit, es individuell jedem Patienten anzupassen entsprechend seiner Größe, Behinderungsart und entsprechend den verschiedenartigen therapeutischen Zielsetzungen.

Tische mit fixer Höhe und Schubladenunterbau sind Therapiemittel geringerer Qualität, da sie nicht die erforderliche Veränderungsfähigkeit aufweisen. Ein Schrägbrett zum Schleifen ohne Variationsmöglichkeiten wird nur für wenige Patienten die erforderliche Neigung haben.

Techniken und anderes Therapiematerial sollten möglichst so adaptierbar und anpaßbar sein, daß man damit die therapeutischen Zielsetzungen sowohl erleichtern als auch erschweren kann, je nachdem, was der einzelne Patient benötigt.

*Beispiele:*
– Linolstempel mit auswechselbaren verschiedenartigen Griffen.
– Spielbrett mit Bohrlöchern und dazu grobe, mittlere und feine Spielsteine zum Einstecken.

Therapiemittel, die eine vielseitige Verwendungsmöglichkeit haben, können kombiniert für die motorische Funktionsbehandlung und gleichzeitig für das Training von anderen Hirnfunktionsstörungen verwendet werden.

*Beispiele:*
– Das Üben großer Armbewegungen mit offener Hand bei gleichzeitiger Förderung

der räumlichen Wahrnehmung und der Konstruktionsfähigkeit (Abb. 35 a–c).
– Sinngemäßes Planen und Ausführen mehrerer Arbeitsschritte in erforderlicher Reihenfolge mit dem vergrößerten Stapelturm in bilateraler oder später unilateraler Anwendung (Abb. 41, 55, 74). Der Schwierigkeitsgrad kann abgestuft werden, indem man zwischen 3 und 9 Scheiben verwendet.

**Vielfalt:** Recht vielfältig sollte unser Therapieangebot sein. Erst das mannigfaltige Üben einer Funktion mit verschiedenartigem Material ermöglicht einen gesicherten Behandlungserfolg.

*Beispiel:*
– Die grobe Griffunktion wird nicht ausschließlich mit einem Gummibällchen trainiert, sondern abwechselnd mit mehreren verschiedenartigen Dingen wie Stoff-, Woll-, Tennis-, Leder- und Gummibällchen, Holz-, Metall- und Kunststoffkugeln; mit würfel-, säulen-, schlauch- und stabförmigen Gegenständen. So macht der Patient Erfahrungen mit harten und weichen, dicken und dünnen, langen und kurzen, eckigen und abgerundeten, schweren und leichten Dingen.

**Anregung:** Die therapeutisch eingesetzten Mittel sollten den Patienten zur gewünschten Funktion anregen und animieren.

*Beispiel:*
– Bei der Vernachlässigung einer Körperseite möchten wir in der Therapie den spontanen bimanuellen Gebrauch beider Hände anstreben. Techniken wie Peddigrohr flechten, mit Ton arbeiten, weben oder ein Mosaikbild aus bunten Papieren reißen haben den gewünschten Aufforderungscharakter. Das zu erwartende fertige Produkt gibt den nötigen Anreiz für die therapeutisch gewünschten bimanuell koordinierenden Funktionen.

# B. Einrichtungsgegenstände und Mobiliar

Die Bedürfnisse für Therapie-, Werk- und Lagerraum, sowie Büro, Übungsküche und WC/Bad müssen immer individuell jeder Institution angepaßt werden. Gutes Licht, genügend elektrische Steckdosen, fließendes Wasser, eine Nähmaschine u. dgl. m. sind selbstverständliche Voraussetzungen und werden deshalb hier nicht näher beschrieben.

**Schränke:** Hat man zwei oder mehrere nebeneinanderliegende Therapieräume, so kann statt der Trennwand eine Schrankwand eingebaut werden. Die Schränke sind nach zwei Seiten zu öffnen, so daß der Schrankinhalt beiden angrenzenden Räumen zugänglich ist. Das hat den Vorteil, daß das Therapiematerial nicht doppelt für jeden Behandungsraum angeschafft werden muß. Besteht Platzmangel, was in vielen Abteilungen der Fall ist, so eignen sich Schiebe- oder Rolltüren besser als Schwenktüren.

**Tische:** Die Tische haben für Einzelbehandlungen eine Idealgröße von ca. 120×80 cm. Hat man 2–4 Tische von gleicher Größe, kann man sie bei Bedarf zu einem Gruppentisch zusammenstellen. Auf erhöhte Randleisten sollte verzichtet werden, da sie für die Lagerung eines sensomotorisch gestörten Arms gefährlich wären. Selbstverständlich muß der Raum unter der Tischplatte frei sein (ohne Ablagefächer oder Schubladen und ohne störende Querstange), nur so ist er von Rollstuhlpatienten unterfahrbar.
Die Tischhöhe sollte stufenlos verstellbar sein von ca. 60–100 cm. Die Arbeitsfläche sollte schräg gestellt werden können (s. Abb. 28, 45 a, b, 47, 56).
Damit das Arbeitsmaterial nicht vom schrägen Tisch rutscht, kann man eine „Nonslipunterlage" verwenden; Spielbretter, Webrahmen und dergleichen befestigt man mit Schraubzwingen; sehr nützlich sind Leisten, die mit Tischklammern befestigt werden (Abb. 71); es gibt auch Tischplatten auf

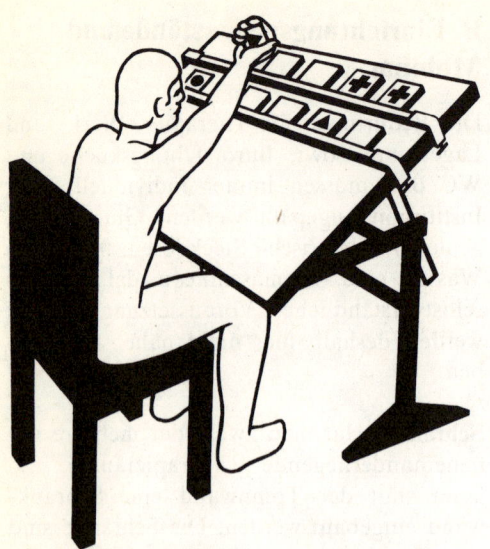

**Abb. 71.** Höhenverstellbarer, neigbarer Tisch; auf angeklemmten Leisten werden Memory-Blöcke umgedreht

denen magnetbeschichtetes Therapiematerial haftet.

**Tafel:** Eine große Tafel dient als Mal- und Schreibfläche. Sie sollte jedoch nicht senkrecht an der Wand montiert sein, sondern auch schräg und waagrecht verwendbar sein, und man sollte wahlweise stehend oder sitzend daran arbeiten können.

Eine Alternative ist die kunststoffbeschichtete Tischplatte, auf welcher Kreide, Bleistift, Wasserfarben und Wachskreiden wieder ausgewischt werden können.

Auf einer großen glatten Schreibfläche können bilateale und unilaterale Malübungen sowie das Schreibgeläufigkeitstraining ausgeführt werden. Der Vorteil gegenüber großen Papierbögen besteht darin, daß bei unkontrollierten Bewegungen kein Papier verrutscht und zerreißt.

**Stühle:** Die Stühle in der Ergotherapie benötigen eine gute Stabilität und einen sicheren Stand sowie eine waagrechte Sitzfläche; schalenförmige Stühle sind ungeeignet. Meist verwendet man Stühle mit Rückenlehne, selten mit Armlehnen.

**Hocker:** Die Hocker müssen absolut sicher stehen. Sie sollten die normale Stuhlhöhe haben. Sie dienen einerseits dazu, das freie Sitzen zu üben, und bieten andererseits eine tiefe Arbeitsfläche auf Sitzhöhe (Abb. 7, 13, 35 b, c, 44).

**Rollhocker:** Sie haben aus Sicherheitsgründen 5 Räder. Sie sind weniger für Patienten gedacht als für Therapeuten. Es erleichtert uns die Arbeit, wenn wir beispielsweise große Armbewegungen des Patienten fazilitieren wollen.

**Schemel:** Neben den vorher genannten Hockern auf Sitzhöhe benötigt man zusätzlich noch verschiedene Schemel zwischen 5 und 35 cm Höhe. Als Fußschemel dienen die niederen, wenn die Füße nicht am

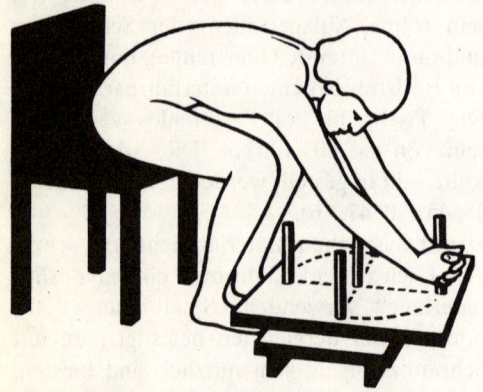

**Abb. 72.** Die „kleine Blockade" wird mit Vorneigung auf tiefem Schemel unten gespielt

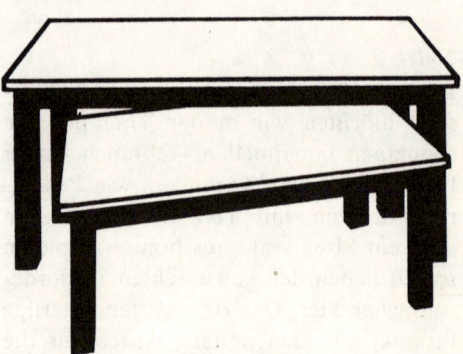

**Abb. 73.** Die beiden Bänke in verschiedener Größe passen untereinander

Boden abgestellt werden können. Jede Schemelhöhe kann stufenweise als tiefe Arbeitsfläche verwendet werden. So trainiert man
vom höchsten Schemel nach und nach bis
zum tiefsten die Vorneigung des Rumpfs, bis
schließlich Füße und Boden als Bewegungsziel erreicht werden (Abb. 43, 59, 72).

**Bänke:** Zwei Bänke in verschiedener Höhe
lassen sich vielseitig therapeutisch einsetzen.
Mit den Maßen 100×35 cm, 45 cm hoch,
und 80×35 cm, 35 cm hoch, können sie so
konstruiert werden, daß die kleinere Bank
unter der größeren Platz findet, was bei
Raumnot in der Therapie besonders wichtig
ist (Abb. 73).
Wenn man eine verbreiterte Sitzfläche haben möchte, tut eine Bank gute Dienste.
Dies ist z.B. nötig, wenn Patienten Angst
haben, seitlich vom Stuhl zu fallen, oder
wenn man seitlich eine Aufstütz- und Arbeitsfläche benötigt (Abb. 11 b, 53).
Möchte man die Rumpfrotation üben, ohne
daß der Patient mit rotierendem Rutschen
auf dem Stuhl ausweicht, so kann er möglicherweise rittlings auf der Bank sitzen. Dieser Reitsitz ist jedoch nur indiziert, wenn in
der Hüfte nicht im pathologischen Muster
abduziert und außenrotiert wird (Abb. 74).

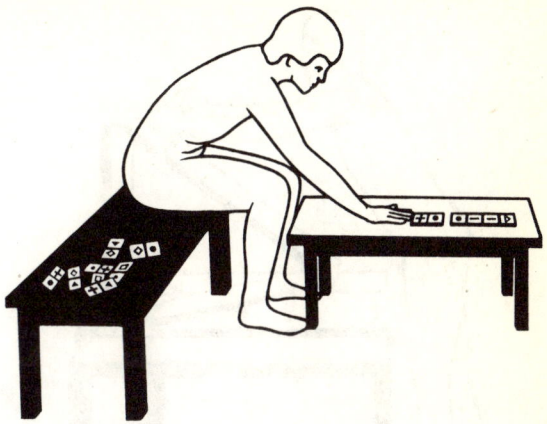

**Abb. 75.** Domino anschieben auf der Bank

Die niedere Bank ist für kleinere Patienten
als Sitzfläche sehr nützlich. Denn selbst
wenn man einen zu hohen Stuhl mit einem
Fußschemel kombiniert, sitzen Patienten oft
noch sehr unsicher. Können hingegen bei
tiefer Sitzfläche beide Füße auf den Boden
aufgestellt werden, so gibt dies mehr Sicherheit und das Aufstehen und Hinsetzen wird
leichter.
Gegenüber den Hockern und Schemeln bietet eine Bank eine willkommene vergrößerte
Arbeitsfläche. Sie tut beispielsweise gute
Dienste, um Extensions- und Stoßbewegungen des Arms zu trainieren (Abb. 75).

**Schleifbrett:** Eine Schleifbrettadaptation,
mit der verlorengegangene Bewegungsfunktionen trainiert werden, ist wohl in jeder Er-

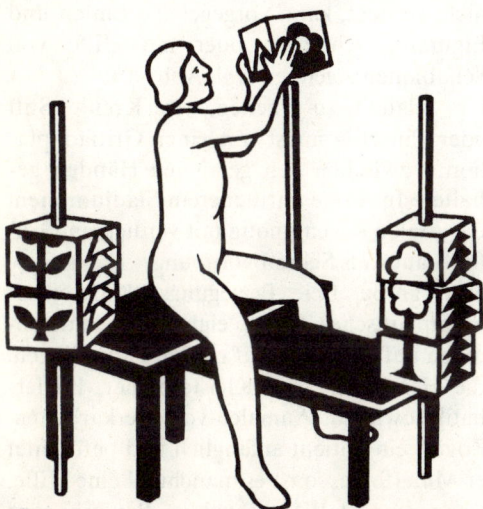

**Abb. 74.** Reitsitz auf der Bank in Verbindung mit
Stapelturm oder großem Block-Puzzle für Rumpf-,
Schulter-, Kopfrotation und große bilaterale Arm-
bewegungen

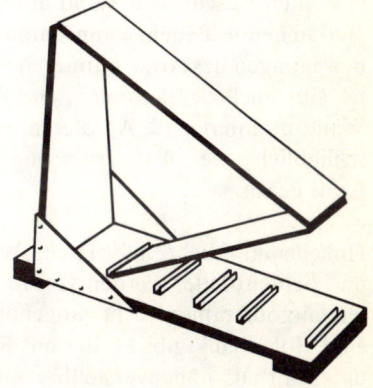

**Abb. 76.** In der Schräge verstellbare Schleifbrettadaptation

111

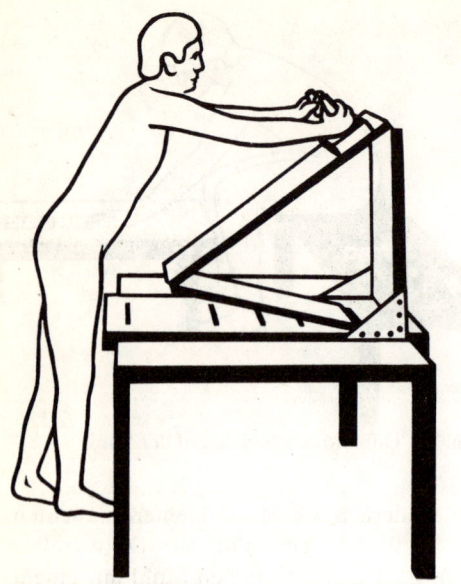

**Abb. 77.** Schleifbrett auf dem Tisch für Aufwärtsbewegungen im Stand

gotherapie notwendig. Sowohl für die Abwärts- wie auch für die Aufwärts-Schleifaktionen sollte der Neigungsgrad verstellbar sein.

Wird die in Abb. 76 skizzierte Konstruktion auf den Boden gestellt, dient sie dem sitzenden Patienten für Abwärtsbewegungen des Arms (s. auch Abb. 36).

Zwei Arretierungsleisten, die der Größe des Tischs entsprechend unten an die Schleifbrettkonstruktion montiert werden, garantieren einen rutschfesten Stand auf dem Tisch. Der stehende Patient kann daran Aufwärtsbewegungen des Arms trainieren (Abb. 77).

Es gibt auch Schrägbretter, die fest an der Wand montiert sind. An diesen werden ausschließlich die Aufwärtsbewegungen des Arms geübt.

**Hobelbank:** Nicht nur Tisch, Webrahmen und Schleifbretter werden von Fachgeschäften ergotherapiegerecht angeboten. Auch eine Hobelbank gibt es, die mit Rollstühlen unterfahrbar, höhenverstellbar und neigbar ist, und somit gegenüber einer normalen Werkbank gewisse Vorteile bietet.

**Wandhaken:** An Wandhaken, die in 2–3 verschiedenen Höhen fest montiert sind, können Spielbretter aufgehängt werden, um stehend bi- oder unilateral das Armheben zu üben (Abb. 26).

## C. Geeignete Techniken und Aktivitäten

Kommen in der Hemiplegiebehandlung handwerkliche oder auch schöpferische Aktivitäten und Techniken zur Anwendung, so müssen diese oft adaptiert oder vereinfacht werden, um damit einerseits eine gezielte, gut kontrollierte Bewegungsanbahnung anzustreben und um andererseits auf weitere evtl. verminderte Hirnfunktionsleistungen Rücksicht zu nehmen.

### 1. Malen

In jedem Erholungsstadium kann bei Hemiplegiepatienten das Malen zur Anwendung kommen. Ein gar nicht so seltenes Hobby wird damit wieder aufgenommen und gepflegt. Dabei können die verschiedensten Bewegungsabläufe angebahnt und trainiert werden. Wem das bildnerische Gestalten nicht so liegt, kann vorgegebene Linien und Figuren nachfahren oder mit Hilfe von Schablonen zeichnen (vgl. Abb. 40).

Um bilateral zu arbeiten, wird Kreide, Stift oder Pinsel – meist mit einer Griffadaptation – zwischen den gefalteten Händen gehalten. In fortgeschrittenerem Stadium dient das Malen – wenn nötig mit verdickten Griffen – auch als Schreibvorübung.

Sind große, freie Bewegungsabläufe unser therapeutisches Ziel, so eignen sich Maltechniken auf der Tafel, auf großen Papierbögen, die Herstellung von Kleisterpapier, Papierbatik sowie das Anmalen von Werkarbeiten. Zögert ein Patient anfänglich und befürchtet er Mißerfolge, so ist es manchmal eine Hilfe, wenn man statt eines kahlen Papierbogens eine bedruckte Zeitung übermalen läßt.

Geometrisches Zeichen mit dem Lineal, Flächenaufteilungen und Zeichnen mit Schablonen kommt hauptsächlich dann zur Anwendung, wenn mit bimanuellen Aktivitäten die Koordination beider Hände gefördert werden soll.

## 2. Batiken

Beim Batiken auf Papier oder auf Stoff ist eine Kombination mit dem Funktionstraining auf mancherlei Art möglich. Das stellenweise Abdecken der Fläche kann bi- oder unilateral geschehen.

Man kann über ein festes Papier mit einer Kerze reiben. Saugfähiges Papier wird eher mit geschmolzenem Wachs abgedeckt. Mit einer brennenden Kerze läßt sich eine Tropfbatik herstellen.

Erwärmtes Wachs kann bilateral mit gefalteten Händen aufgetragen werden mittels einer Kartonröhre, mit einer Zündholzschachtel, die mit einem Griff versehen ist oder mit ebenso adaptierten Teigausstechformen. Als Vorübung für das Schreibtraining eignet sich das Arbeiten mit dem Pinsel. Oder man läßt das flüssige Wachs durch die Düse eines Tjantings auslaufen, womit feine Strichführungen möglich werden.

Bei entsprechender Papiergröße erfordert das Übermalen der ganzen Fläche ein großes Bewegungsausmaß. Es ist eine Aktivität, die neben den Funktionen der oberen Extremität auch gleichzeitig die Sitzbalance und die Kompensation einer Hemianopsie trainieren kann.

Wird bei der Stoffbatik die Abbindetechnik gewählt, so kann mit bimanueller Aktivität im fortgeschrittenen Stadium die Koordination beider Hände geübt werden.

## 3. Drucken

Mit Linolschnitten, ornament- oder bildhaften Gummistempeln, mit Kork usw. kann das Stempeln und Drucken auf Papier und Stoff sehr variabel ausgeführt werden (vgl. Abb. 29, 38 a–c, 44). Werden alle Druckstöcke und ebenso die verschiedenartigen Griffe dazu mit Velcro versehen, so sind sie gegeneinander austauschbar, ähnlich den

unter Kap. X.C.6 beschriebenen Schleifklotzadaptationen.

Das Drucken fördert sowohl die motorischen Funktionen als auch die propriozeptive Wahrnehmungsfähigkeit. Durch Verwendung von Schablonen, die überdruckt werden, erzielen auch Patienten, die noch ungezielte Bewegungen haben, befriedigende Resultate.

## 4. Weben

Das Weben ist eine Technik, die erst dann zur Anwendung kommt, wenn gewisse Arm- und Handfunktionen vorhanden sind. Das Arbeiten am Webstuhl oder am hoch und schräg gestellten Webrahmen bewirkt eine gute Schultermobilisation. Abb. 47 zeigt, wie durch angepaßte Gestaltung des Arbeitsplatzes beim Rahmenweben den unerwünschten Schulterretraktions- und Ellbogenflexionsbewegungen entgegengewirkt wird.

Eine gute, koordinierte Hand-Hand-Funktion erfordern das Rahmen- wie auch das Rundweben (Abb. 66). Sollen feinmotorische Finger-Hand-Funktionen trainiert werden, so eignet sich das Fingerweben.

## 5. Flechten

Beim Flechten mit Peddigrohr kann schon in einem frühen Stadium die stützende Haltefunktion der paretischen oberen Extremität trainiert werden, und zwar beim Arbeiten eines Korbbodens oder eines großen Untersazes (Abb. 39). Das Hochflechten eines Korbes oder eines Tablettrands erfordert von der einen Hand das Halten des soeben entstandenen Geflechts mit gespreizten Fingern und von der anderen das Weiterführen des Flechtfadens. Es ist für jeden Patienten individuell zu entscheiden, welche Hand die eine und welche die andere Funktion übernimmt. Neigt beispielsweise die paretische Hand zu Flexionsspastizität, so ist für sie die Haltefunktion mit offener Hand und Fingerspreizung nützlich; sind hingegen bei guter Handfunktion die proximalen Bewegungen der paretischen oberen Extremität noch zu üben, so erreichen wir dies eher mit dem Führen des Flechtfadens.

## 6. Schleifen

Fast in jeder funktionellen Ergotherapie gibt es eine Einrichtung zum Schleifen. Je nach Behinderungsgrad müssen die Bretter sitzend oder stehend abwärts (Abb. 36) oder aufwärts (Abb. 77), unilateral oder bilateral mit entsprechenden Schleifklotzadaptationen glatt geschmirgelt werden.

Man kann das Material auf dem Schleifbrett variieren und einmal zugesägte Dominosteine, ein andermal Klötze, deren Farbe entfernt werden soll, einspannen. Dennoch können sich manche Patienten, besonders die weiblichen, für diese Art von Betätigung in der Ergotherapie oft nicht so recht begeistern. Da diese Schleifbewegungen jedoch bei manchen Behinderungsarten zu einem festen Bestandteil der ergotherapeutischen Behandlung gehören und oft auch sehr nützlich sind als Vorbereitung für eine andere Tätigkeit, kann man dieselbe Bewegungsübung zur Abwechslung mit einer weiteren Technik verbinden. Hier ein Vorschlag:

Auf ein langes Brett werden Motive aufgeklebt, wie z. B. gepreßte Herbstblätter, eine lange Klöppelspitze, oder auch aus Klebefolie ausgeschnittene Blumen, Ostereier oder Sterne. Darüber spannt man einen langen Papierstreifen (von einer Papierrolle, wie sie für Rechenmaschinen verwendet wird), der oben und unten angeklebt wird.

Der Schleifblock wird diesmal an seiner Unterseite nicht mit einem Schleifpapier versehen, sondern man befestigt Wachsmalstifte mit Doppelklebeband in zwei Querrillen (Abb. 37, 79 g).

Das präparierte Brett kann in jeder gewünschten Höhe und Neigung fixiert werden, ehe der Patient mit seinem Farbblock darüberstreicht. Nach mehrmaligem Darüberfahren drücken sich die Motive durch ihr Profil klar ab (ähnlich der Durchreibetechnik, bei welcher Münzen unter ein Stück Papier gelegt werden).

Der Papierstreifen, auf den die Motive abgedruckt oder gerieben wurden, kann so, wie er ist, als Zimmerdekoration verwendet werden; oder man zerschneidet den Streifen, um Glückwunschkarten damit zu bekleben (Abb. 78).

Die Grundmotive können immer wieder verwendet werden. Diese einfache Technik ist für viele Patienten ein guter Ersatz für das Schleifen. Für deprimierte Patienten wirkt es oft aufmunternd, wenn sie innerhalb einer Therapiestunde produktiv sein können. Das kleine Werk wird auch gerne verschenkt.

Sowohl für das Schleifen, wie für die Durchreibefärbetechnik benötigt man diverse Griffadaptationen, z. B.:

- rampenartige Auflagefläche (Abb. 79 a),
- bilaterale senkrechte Griffe (Abb. 79 b),
- bilaterale waagrechte Griffe (Abb. 79 c),
- unilateraler senkrechter Griff (Abb. 79 d),
- unilateraler waagrechter Griff (Abb. 79 e).

Damit diese Adaptationen nicht doppelt für die Schleif- und die Färbetechnik herzustel-

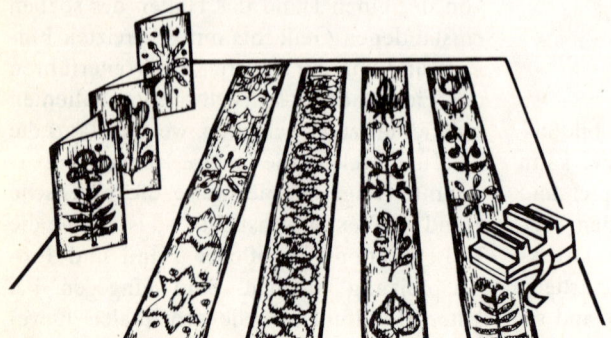

**Abb. 78.** Gefärbte Streifen, auf Karten aufgeklebte Motive, adaptierter Färbeblock

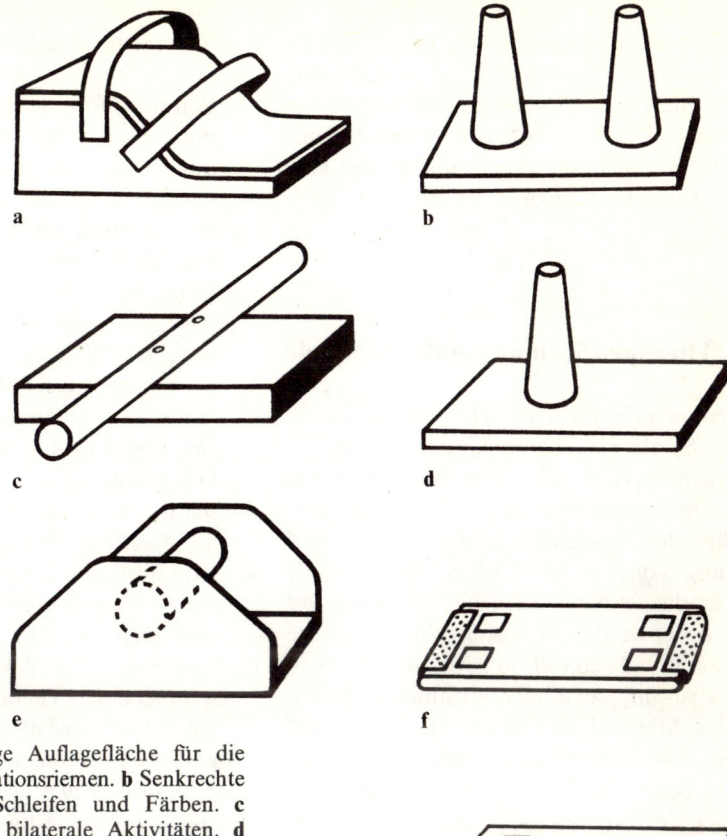

**Abb. 79. a** Rampenartige Auflagefläche für die paretische Hand mit Fixationsriemen. **b** Senkrechte Griffe für bilaterales Schleifen und Färben. **c** Waagrechte Griffe für bilaterale Aktivitäten. **d** Senkrechter konischer Griff für unilaterales Arbeiten. **e** Waagrecht gestellter Griff für Schleif- und Färbetechnik. **f** Schleifbrett (11×22 cm) passend zu allen Griffaufsätzen. **g** Färbeblock (11× 22 cm) mit eingelegter Wachskreide

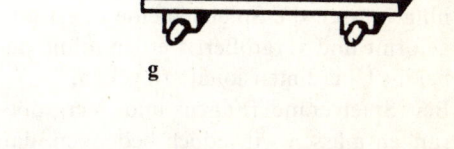

len sind, werden die verschiedenen Griffe je auf ein Brett von ca. 11×22 cm montiert und auf der Unterseite mit Velcro versehen.

Von den beiden gleich großen Unterbrettern ist das eine mit Schleifpapier bespannt (Abb. 79 f) und das andere hat zwei Rillenleisten für Wachsmalkreide (Abb. 79 g). Und beide sind wieder mit Velcro versehen, so daß jeder Griffaufsatz auf das Schleif- wie auf das Kreidebrett paßt.

## 7. Holzarbeiten

Verschiedene Holzarbeiten eignen sich recht gut, um in einem etwas fortgeschreneren Stadium die Funktionen von Arm und Hand sowie die Koordination beider Seiten in der praktischen Anwendung zu trainieren.

Die schon genannte höhenverstellbare Hobelbank ermöglicht es uns, den Arbeitsplatz jedem Patienten anzupassen.

Lassen wir einen Hemiparetiker sägen, hobeln, raspeln, feilen oder schleifen, so wird der Extensionsbewegung beim Stoßen der größere Widerstand gegeben, während bei den Flexionsbewegungen der geringere Widerstand zu überwinden ist. Der in diesen Aktivitäten gegebene Reibungswiderstand ist somit dem hemiplegischen Rehabilitanden recht nützlich.

Viele der Werkzeuge müssen bilateral verwendet werden. Die Schleifklotzadaptationen wurden schon beschrieben, zudem kann man auch eine Kantenschleifadaption verwenden. Die Säge bekommt einen Doppelgriff und auch an Raspeln und Feilen kann ein zweiter Griff aufgesteckt werden.

## D. Therapeutisch anwendbare Spiele

Verwenden wir bei der Hemiplegiebehandlung Spiele als Therapiemittel, so sind zusätzlich zu den unter Kap. X.A genannten Kriterien noch folgende zu berücksichtigen:

- Bei der Anschaffung oder Selbstherstellung von therapeutischen Spielen sollte stabiles *Material* von guter Qualität verwendet werden. Ist das Spielmittel ansprechend und reizvoll, so gewinnt es an Wert. Es ist gut, wenn auch sensibilitätsförderndes Material mit verwendet wird (z. B. Spielsteine verschieden überziehen, Zahlen beim 15er Spiel aus Noppengummi).
- Bei der Adaptation von Originalspielen muß die geeignete *Größe* gefunden werden. Für das motorische Funktionstraining müssen die Spielelemente meist umgeformt und vergrößert werden, ohne dabei ins Überdimensionale zu gehen. Bei Spielveränderungen und Vergrößerungen müssen wir jedoch bedenken, daß damit Patienten, welche das Originalspiel kennen, in bezug auf die Umstellungsfähigkeit gefordert werden. Kommt noch eine Hemianopsie hinzu, ist es erschwerend, ein vergrößertes Spielfeld zu überblicken.
- Bei der *Variabilität* haben wir zwei Faktoren zu berücksichtigen. Einerseits soll das Spiel die Möglichkeit bieten, in den verschiedenen Stadien ein entsprechendes motorisches Funktionstraining durchzuführen. Das kann beispielsweise mit Hilfe vielfältiger Spielsteine beim Brettspiel verwirklicht werden. Andererseits dürfen wir beim Einsatz von Spielen in der Behandlung hirngeschädigter Erwachsener das motorische Funktionstraining nicht isoliert sehen. Den jeweiligen anderen Hirnfunktionsstörungen eines jeden Patienten individuell angepaßt sollte das Therapiemittel Spiel Möglichkeiten der Vereinfachung und Veränderung aufweisen. Ein Beispiel hierzu sind die Spielregelvariationen bei Brettspielen.
- Dem Alter und der Reife des Patienten angepaßt muß die Wahl und die Gestaltung des therapeutischen Spiels immer *erwachsenengerecht* bleiben und darf auch dann, wenn es wegen Hirnleistungsstörungen vereinfacht werden muß, nicht kindlich wirken.
- Bei der Wahl von geeigneten Spielen muß die *Spiellänge* berücksichtigt werden. Die Durchführung eines Spiels füllt meist nur einen Teil der Therapiestunde, so daß noch Zeit bleibt für eine andere Aktivität. Spiele wie z. B. Schach, welche die Zeitspanne einer Therapiestunde überschreiten, kommen weniger in Frage.

Aus der Fülle von Spielen, die sich für die Behandlung Erwachsener eignen, wird im Folgenden eine Auswahl getroffen, um die funktionellen Einsatzmöglichkeiten in der Hemiplegiebehandlung zu beschreiben.

## 1. Brettspiele

Von den vielen Brettspielen, die mehr oder weniger gut bekannt sind, wählt man für den therapeutischen Einsatz einzelne aus. Bei dieser Auswahl ist mit entscheidend, welche Brettspiele möglichst bekannt und beliebt sind und welche Bewegungsabläufe das einzelne Spiel erfordert.

So wertvoll adaptierte Therapiemittel auch sein können, sind doch fast alle Brettspiele in der Originalausführung im 1. und 4. Behandlungsstadium beim gezielten motorischen Funktionstraining sehr brauchbar.

Ganz besonders hervorzuheben ist der funktionelle Wert von *Reversi*.

Wird im Anfangsstadium die Stützfunktion mit dem paretischen Arm sitzend oder stehend geübt, sei es vor dem Patienten oder seitlich von ihm (vgl. Abb. 11 a, b), so ist unser damit verbundenes therapeutisches Ziel nicht ein statisches Stützen, sondern vielmehr das alternierende Belasten und Entlasten der paretischen oberen Extremität. Lassen wir im 1. Erholungsstadium Reversi mit der gesunden Hand spielen, kann das Spielbrett im Bereich der Aufstützfläche plaziert werden. Das Spielsteindepot befindet sich jedoch möglichst weit entfernt davon. Da bei jedem Spielzug ein neuer Stein geholt und gesetzt wird, haben wir die gewünschte Wechselwirkung des Stützens und Entlastens verbunden mit Gewichtsverlagerungen (Training der Sitz- oder Stehbalance).

Wird das Original-Reversi in der größeren oder kleineren Ausführung im 4. sehr fortgeschrittenen Erholungsstadium als Therapiemittel eingesetzt, so soll selbstverständlich mit der paretischen Hand gespielt werden. Da das Spiel ständiges hinzufügen und umdrehen der Spielsteine erfordert, verlangt Reversi häufige Wiederholung der Bewegungsfolgen.

Bei der *Adaptation* der gebräuchlichsten Brettspiele verwendet man ein quadratisches Brett mit den Maßen $55 \times 55 \times 4$ cm. Von beiden Seiten des Bretts können Löcher gebohrt werden mit einem Durchmesser von 2,5 cm. Die Bohrungen müssen tief genug sein, damit die Spielsteinadaptationen auch bei senkrechter Verwendung des Bretts nicht herausfallen. Für Vor- und Rückseite werden zwei Spielpläne gewählt, deren Spielfelder sich nicht decken, die Bohrung der einen und der anderen Seite also versetzt ist. Beispiele:

– Auf der Vorderseite das *Solitaire,* auch Einsiedlerspiel genannt (Abb. 43, 45, 51, 63), das von einer Person allein gespielt wird. Dieses Spiel ist allgemein sehr günstig für das Funktionstraining in der Ergotherapie, da es mit einem ständigen Wechsel von Greifen und Loslassen häufiges Wiederholen der Bewegungsfolgen erfordert. Für das Solitairespielbrett gibt es auch noch Partnerspielvariationen.

Auf der Rückseite *Mühle,* ein Partnerspiel, das recht bekannt und beliebt ist (Abb. 28).
– Auf der Vorderseite 64 Bohrlöcher ($8 \times 8$ Spielfelder), das entspricht Reversi, *Dame* (Abb. 26) und vielen Spielvariationen, die auf dem Reversi- oder Damebrett ausgeführt werden können. Für die Rückseite wählt man entweder die *kleine Mühle* mit 9 Spielfeldern und nur 3 Steinen pro Spielpartner, oder die *kleine Blockade* mit 5 Spielfeldern und nur 2 Steinen pro Person (Abb. 72). Beides sind stark vereinfachte Partnerspiele, die in Frage kommen für Patienten mit Störungen im Bereich der räumlichen Wahrnehmung und der Planung (Spielstrategie). Zudem bietet die kleine Blockade wie kein anderes Brettspiel die Möglichkeit, auf ein spezielles motorisches Problem bei Hemiplegiepatienten einzugehen, und zwar auf die Schulterretraktion auf der betroffenen Seite. Wie Abb. 72 zeigt, kommt bei rechtsseitiger Hemiplegie der Kreisausschnitt des Spielplans rechts vor den Patienten. Ob nun auf Tisch-, Stuhl- oder Schemelhöhe bilateral oder unilateral, mit Griffen oder mit Schiebeplättchen gespielt wird, immer wieder wird die Schulter durch den so gewählten Spielradius protrahiert.

Zum Spiel: 2 Spieler setzen abwechslungsweise ihre 2 Steine. Dann kann einer nach dem anderen den Linien entlang auf einen nächsten freien Punkt ziehen bis einer „blockiert" ist.

Bei geeigneter Anordnung der Bohrlöcher hat man die Möglichkeit, verschiedene Spielpläne, die in Form von Karton oder Folie aufzulegen sind, abwechselnd zu verwenden.

Entsprechend den so adaptierten Spielbrettern kommen die verschiedenartigsten *Spielsteine* zum Einsatz. Alle Spielsteinarten können in die Löcher des Bretts eingesteckt oder aufgelegt werden. In ihrer Variabilität bilden sie die Möglichkeit des sensomotorischen Trainings bei bilateralen Bewegungsabläufen, vom grobmotorischem Greifen bis zu feinmotorischen Manipulationen.

a) Säulenförmige Spielsteine, ca. 14 cm lang, mit einem Durchmesser von 2,5 cm (Besenstiel) in zwei verschiedenen Farbtönen bemalt, dienen zum bilateralen Gebrauch mit gefalteten Händen (Abb. 26, 27, 28) oder später zum Üben der Greiffunktion in Mittelstellung der Hand.

b) Werden 64 Stäbe halb und halb mit zwei verschiedenen Farben angemalt, dienen sie als Reversi-Spielsteine. Sie eignen sich jedoch nur für den unilateralen Gebrauch.

c) Um mit dem motorischen Training das Sensibilitätstraining zu verbinden, werden die Rundholzstäbe mit verschiedenstem Material umklebt (Abb. 51).

d) Holzkugeln oder Gummibälle mit einem Durchmesser von ca. 6 cm, die auf die Löcher aufgelegt werden, dienen zum ersten Greiftraining. Bei noch unkontrollierten Bewegungen des Patienten besteht jedoch die Gefahr, daß sie wegrollen.

e) Stoffbälle können aus diversen Stoffarten genäht werden. Wählt man für die Füllung Materialien, die in Gewicht und Konsistenz variieren, dienen diese Bälle dem Training der Oberflächen- wie der Tiefensensibilität.

f) Bei ausgeprägten Sensibilitätsstörungen wählt man Spielsteinkugeln mit groben Qualitätsunterschieden (Abb. 63).

g) Kugelgriffe von 6 cm Durchmesser mit eingebautem Rundholzstück von 2,5 cm Durchmesser eignen sich sehr gut für erste Greifübungen (Abb. 43, 45). Solch dicke Spielsteinadaptationen sollten nicht für ein bilaterales Spiel mit gefalteten Händen verwendet werden, weil damit oft die Kontrolle über das Handgelenk verloren geht.

h) Der T-Spielstein, ein waagrecht gestellter Rundholzgriff mit einem Durchmesser von ca. 4 cm ist eine Variation zum Kugelgriff, um erstes Greifen und Loslassen zu üben.

i) Der Magnetstab, 15 cm lang, 2,5 cm Durchmesser (vgl. Memory und Puzzle), bietet eine andere Variation, um bilateral mit falten Händen zu spielen. Als Spielsteine dienen kurze Rundholzstücke, versehen mit Reißnägeln, die klein, groß und farbig erhältlich sind. Die Spielsteine werden mit Hilfe des Magnetstabs ins Loch eingesetzt, der Stab kann dann seitlich wieder abgestreift werden.

j) In fortgeschrittenem Erholungsstadium können kurze Spielsteine verwendet werden, die nur 1–2 cm aus dem Loch ragen, oder solche, in die ein Rundhaken eingeschraubt wurde. Damit haben wir die Möglichkeit, die Feinmotorik der Hand in Verbindung mit tonusnormalisierenden großen Armbewegungen zu üben.

Mit dem Einsatz von solchen adaptierten Brettspielen als Therapiemittel können wir die verschiedensten Behandlungsziele bei Hemiplegiepatienten anstreben.

Das Brett kann tief (Abb. 72, 43) oder hoch (Abb. 26), waagrecht (Abb. 27), schräg (Abb. 28, 45 a, b) oder senkrecht (Abb. 26) sein. Und die Spielsteine können wir gezielt so anreichen, daß wir damit vom Patienten die gewünschte Bewegungsrichtung mit eventueller Rotationskomponente fordern können (Abb. 12, 27, 45). So wählen wir für das Brettspiel fazilitierende Bewegungsabläufe mit dem Wechsel von einer spasmushemmenden Position in die andere.

## 2. Zahlenschiebespiel

Das Zahlenschiebespiel ist im Handel meist in der Größe 8 × 8 cm oder 8 × 12 cm als Taschenspiel erhältlich. 15 oder 23 Zahlen sollen mit Hilfe eines freien Platzes auf den vorhandenen 16 bzw. 24 Feldern nur durch Schieben geordnet werden. Dies kann in senkrechter oder waagrechter Reihenanordnung oder in spiralförmigem Verlauf sein.

Mit einer *vergrößerten Adaptation* kann dieses Therapiemittel sehr variabel mit den Therapiezielen bei hirngeschädigten Erwachsenen in Einklang gebracht werden.

Für die Herstellung verwendet man ein Brett mit glatter Oberfläche in der Größe von 48 × 72 cm. Die Außenkanten werden mit erhöhten Randleisten versehen.

Die 24 (23) Schiebeplatten haben eine Größe von je 12 × 12 cm. Die Ecken müssen leicht abgerundet werden. Die Unterseite der Platten sollte eine gleitfähige Fläche aufweisen. Die Zahlen können aufgemalt oder mit einem rutschfesten Material (Noppengummi, Wildleder) möglichst großflächig aufgeklebt werden.

Einsatzmöglichkeiten des Zahlenschiebespiels beim *motorischen Funktionstraining* in den verschiedenen Erholungsstadien der Hemiplegie:

a) Wird der rechteckige Spielrahmen dem Patienten quer gegeben, so bezwecken wir damit Abduktion des Arms bis hin zur Gewichtsverlagerung von einer Seite zur anderen mit Sitzbalancetraining und wenn nötig, verbunden mit Hemianopsiekompensationstraining.

b) Sind unsere Therapieziele vermehrt Armextension und Schulterprotraktion, vielleicht noch in Verbindung mit Gewichtsverlagerung nach vorne, verwenden wir den Spielrahmen im Hochformat.

c) Die Zahlen werden bilateral mit gefalteten Händen auf Tischhöhe oder tiefer geschoben (s. Abb. 25).

d) Unilaterales Schieben mit der geöffneten paretischen Hand ist möglich, zuerst mit viel, dann mit weniger und schließlich ohne Hilfe des Therapeuten (Abb. 35a–c). Durch die Aufforderung, mit dem Handballen zu schieben, kommt es zur erwünschten Extension von Handgelenk und Fingern.

e) Am schräg gestellten Tisch wird der Spielrahmen mit Zwingen fixiert. Da die Plättchen nun die Tendenz haben, immer wieder nach unten zu rutschen, kann bei bimanueller Ausführung des Spiels die Koordination beider Hände gefördert werden.

f) Läßt man das schräg gestellte Spiel einhändig ausführen, wird es zu einem angepaßten Therapiemittel im sehr fortgeschrittenen Erholungsstadium. Mit variabler Extension der Finger sowie Ab- und Adduktion des Daumens muß beim Schieben das Herunterrutschen der anderen Plättchen verhindert werden.

In den rechteckigen Rahmen des Zahlenschiebespieles können viele *Spielvariationen* eingelegt werden. Solche Veränderungen eines Therapiemittels sind einerseits erforderlich, um dem Patienten das sich notwendigerweise wiederholende Funktionstraining möglichst abwechslungsreich zu gestalten. Andererseits bieten die verschiedenen Spielvariationen mit ihren jeweiligen Erleichterungen und Erschwerungen die Möglichkeit, daß wir uns den Hirnleistungen jedes einzelnen Patienten in bezug auf Aufnahme, Planung und Ausführung anpassen können.

a) Zur allgemeinen Erleichterung und Vereinfachung werden nur 12 Zahlen in zwei Querreihen verwendet oder 15 Zahlen auf 16 Feldern. Die nicht benötigten Felder werden mit neutralen Platten ausgelegt. Duldet man statt nur einem zwei freie Ausweichplätze, gibt man damit dem Patienten eine große Hilfe.

b) Platten mit verschiedenen Formen und Farben können schiebenderweise geordnet werden (Abb. 35 b).

c) Klare Bilder, Länderwappen oder ein aufgemaltes Zifferblatt lassen sich in den Spielrahmen einlegen oder schieben.

d) Mit Linien auf den Plättchen lassen sich geometrische Formen bilden (Abb. 35 c). Dieselben schiebenderweise zu konstruieren, ist jedoch recht anspruchsvoll.

e) Ebenso anspruchsvoll ist die Bildung eines fortlaufenden mehrfarbigen Bandes, das sich mit ständig verändernden Kontaktstellen von einer Ecke in die andere fortsetzt.

f) Mit Buchstabenplättchen können Wörter in senkrechter und waagrechter Richtung gebildet werden in der Art eines Kreuzworträtsels.

g) Werden zwei Viererreihen mit neutralen Plättchen ausgelegt, können auf den reduzierten 16 Feldern in quadratischer Anordnung mehr oder weniger anspruchsvolle „Problemlösungen" vorgenommen werden:

– Keine Berührung: Mit vier verschiedenen Farben sind je vier Platten bemalt. Die Farbplatten sollen so auf die 16 Felder verteilt werden, daß sich nie zwei gleiche Farben berühren. Dies muß in der senkrechten, in der waagrechten und in der diagonalen Richtung berücksichtigt werden.

– Kleines magisches Quadrat: Die Farbplatten haben einen bestimmten Zahlenwert, z.B. rot=1, grün=2, gelb=3 und blau=4. Beim Einlegen der Farb-Zahl-Symbole ist zu beachten, daß die Summe der 4 senkrechten, der 4 waagrechten und der 2 diagonalen Reihen sowie die Summe der 4 kleinen Quadrate immer 10 ergeben soll.

– Magisches Quadrat: Die Zahlenplättchen 1–15 sind auf die 16 Felder so zu verteilen, daß die Summe der 4 senkrechten, 4 waagrechten und der 2 diagonalen Zahlenreihen sowie die Summe der 4 kleinen Quadrate immer 30 ergibt.

h) Von den Holzblöcken mit Velcro, wie sie beim Memory beschrieben werden, passen 54 in den Schieberahmen. Mit ihren Maßen von 8×8 cm haben sie eine günstige Größe für das grobmotorische Greifen. Wird ein Poster von 72×48 cm auf Karton aufgeklebt, in 54 quadratische Puzzleteile zerschnitten und mit Hilfe von Velcro auf die Holzblöcke geheftet, so erhalten wir ein großformatiges Zusammensetzspiel, das in den gegebenen Rahmen paßt.

Auf die bestehenden Holzblöcke können selbstverständlich auch verschiedenste Mosaik- und Ornamentteile geheftet werden.

Eine derartige Auswahl von Schiebespielvariationen hat breite Anwendungsmöglichkeiten in bezug auf die Behinderung des einzelnen Patienten. Wir haben mit diesem Therapiemittel die Möglichkeit, die Behandlungsziele der motorischen Funktionen zu koordinieren mit den Therapiezielen im Bereich der anderen Hirnfunktionen und beides gleichzeitig auf angemessener Stufe zu üben.

## 3. Memory

Memory ist ein Legespiel mit Kartenpaaren, das in vielen Variationen, z.B. als Bild-, Form-, Zahlen-, Wörter- oder aber als Kombinations-Memory bekannt ist. Es fordert und fördert die Merkfähigkeit des Patienten in Verbindung mit Konzentration und räumlicher Orientierung im Ausmaß des Spielfelds.

Als Vorübung kann das Zuordnen von gleichen Karten in den verschiedenen Stadien mit jeweils funktionsgerechten Bewegungsabläufen verbunden werden; beispielsweise im Frühstadium bilaterales Schieben auf dem Tisch mit gefalteten Händen oder mit gespreizt gestreckten Fingern (Abb. 31). Mit den sich langsam anbahnenden Bewegungsfunktionen der oberen Extremität kann unilateral zugeschoben werden (Abb. 34), bis dies dann schließlich auch mit der sich entwickelnden Greiffunktion möglich wird.

Um im frühen Behandlungsstadium bilateral Memory spielen zu können, wird an jede Karte eine Büroklammer angesteckt oder am Kartenrand ein Metallplättchen aufgeklebt. An einem ca. 15 cm langen Rundholzstab ist unten ein Magnet befestigt. Zwischen den gefalteten Händen wird der Magnetstab nicht senkrecht auf die Karte aufgesetzt, sondern der Magnet berührt in diagonaler oder fast waagrechter Haltung des Stabs die Kartenkante. Durch kurzes Anheben und wieder Ablegen wendet sich die Karte (Abb. 80).

Dieser Bewegungsablauf mit der daraus resultierenden Funktion ist auf der Abbildung nicht klar ersichtlich und auch von vielen Patienten schwer erfaßbar. Mit der zeitweisen Schräghaltung des Magnetstabs in den Händen und dank dem neugierigen Schauen nach den aufgedeckten Karten haben wir jedoch zwei Kriterien, die es uns ermöglichen, die Kopfneigung, die Schulterhöhendifferenz und die Armdrehung therapeutisch zu beeinflussen.

Ehe feinmotorisches Drehen und Wenden von Memorykarten im fortgeschrittenen Erholungsstadium möglich wird, können wir das Spiel so adaptieren, daß grobes Greifen und Loslassen in Verbindung von alternierenden Pro- und Supinationsbewegungen nötig werden.

Bei der Verwendung von Würfeln mit 6 cm Kantenlänge können Memorykarten in ihrer Originalgröße entweder mit Hilfe von Velcro oder direkt auf einer Fläche befestigt werden. Durch Nachgreifen können die Würfel mit zwei Drehungen à 90° umgekehrt werden.

Eine Alternative dazu sind Holzblöcke, 8 × 8 cm groß und 1–2 cm oder sogar 4 cm hoch. Auf einer Fläche sind sie mit 4 kleinen Velcrostückchen versehen. An den 8 × 8 cm großen Kartons befinden sich die Gegenstücke des Velcrobands. Mit diesem Klettverschlußsystem können die Holzblöcke mit beliebigen Memory-Kartenpaaren, Puzzleteilen, Mosaikelementen oder Ornamenten kombiniert werden.

Das so adaptierte Memory kann auf verschiedenen Ebenen, z.B. auf tiefer Bank, auf Tischhöhe (Abb. 46) oder am schrägen hohen Tisch (Abb. 71) gespielt werden.

## 4. Domino

Dieses Anlegespiel mit Doppelsteinen ist am bekanntesten mit den Punktzahlen bis 6 oder 9, kann aber beliebig variiert werden, indem Bilder, Formen, Farben, verzwickte Mosaikmuster oder sich ergänzende Dinge aneinandergereiht werden.

Dominosteine in der Originalgröße von ca. 2 × 4 cm bis 4 × 8 cm lassen sich gut zum bilateralen Schieben mit gefalteten Händen oder gespreizten Fingern verwenden.

Für das unilaterale Training mit der paretischen oberen Extremität, sei es bei den schiebenden Extensionsbewegungen oder beim Üben der Handfunktionen, eignet sich eher eine vergrößerte Dominoadaptation.

a) 45 Doppelsteine aus Holz in den Maßen 8 × 16 × 1,5 cm werden von einer Seite mit 9 Formvariationen in 9 verschiedenen Farben bemalt, auf die andere Seite kommen in denselben 9 Farben die Punktzahlen von 1–9 in gleichmäßiger Verteilung.

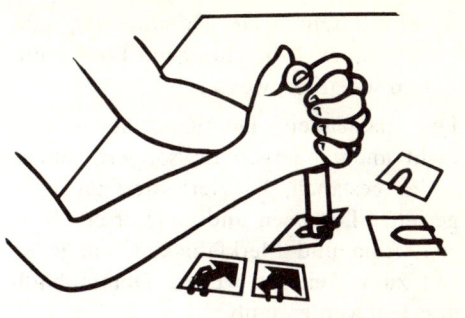

**Abb. 80.** Wenden der Memorykarten mit einem Magnetstab

Variation: Auf nur 21 Doppelsteine werden 6 Formen und die Punktzahlen von 1–6 appliziert. Werden zusätzlich noch alle doppelten Steine entfernt, so bleiben nur noch 15. Das Spiel wird dadurch wesentlich leichter und überschaubarer für den Patienten.

b) Auch die bei Memory beschriebenen 8 × 8 cm großen Holzblöcke können mit Dominokarten adaptiert werden. So können spiegelbildlich gezeichnete Mosaik- oder Ornamenthälften durch Aneinanderreihen ergänzt werden. Beispiel: ein Kreis, von welchem je eine Kreishälfte auf zwei Kartenhälften abgebildet ist, ergibt durch richtiges Aneinanderreihen den vollständigen Kreis.

Das unilaterale Schieben beginnt man meist auf tiefer Bankhöhe (Abb. 75); um den nächsten passenden Dominostein mit der gesunden Hand auszuwählen, kann der Patient sich auf den paretischen Arm stützen (Abb. 11 b).

Stehend kann diese Stütz-Schiebe-Kombination an einer Hobelbank oder an einem langen hohen Tisch trainiert werden.

Die unter a) und b) beschriebenen Dominosteine werden auf Bank- und Tischhöhe wieder für grobe Greifübungen nützlich. Und schließlich wählt man Bewegungsabläufe, wie sie Abb. 45 a, b zeigt, und läßt die Dominosteine auf fixierten Leisten am schrägen hohen Tisch (Abb. 71) aneinanderreihen.

Abgesehen davon, daß es je nach Art und

Herstellung sehr viele Dominoarten gibt, kann die unter a) beschriebene Form unter anderem so variiert werden:

- Die passenden Dominosteine werden nicht aneinandergereiht, sondern aufeinander gestapelt. Dies erfordert einerseits gezieltes Loslassen und andererseits Konzentration und Merkfähigkeit, um jederzeit zu wissen, an welche Dominohälfte angelegt werden muß.
- Mit ein und denselben Spielsteinen können einmal gleiche Formen (ohne Beachtung der Farbe) oder gleiche Zahlenwerte (ohne Farbberücksichtigung) und ein anderes Mal gleiche Farben (ohne Form- oder Zahlenbeachtung) aneinander gereiht werden. Dies ermöglicht uns, das Therapiemittel Domino beim motorischen Funktionstraining abwechslungsreich einzusetzen. Es erfordert gleichzeitig die Umstellungsfähigkeit des Patienten, wenn er ein und dasselbe Material nach verschiedenen Systemen verwenden soll.
- Nicht Punktzahlen mit gleichem Wert werden aneinandergereiht, sondern die beiden aneinanderstoßenden Dominohälften sollen zusammen jeweils den Zahlenwert von 10 ergeben.
- Das Erfassen von Symbolen wird mit hirngeschädigten Patienten meist in Form von Papier-Bleistift-Übungen in die Therapie eingebaut. Es kann jedoch auch in verschiedener Weise mit dem motorischen Funktionstraining verbunden werden. Nehmen wir beispielsweise das Formendomino und geben jeder der 9 Formen symbolisch eine Zahl (Kreis = 1, Viereck = 2, Kreuz = 3, usw.), dann können die Dominosteine so angelegt werden, daß die symbolischen Zahlenwerte sich jeweils auf 10 ergänzen.
- Eine ständige Umstellung und Anpassung wird vom Patienten gefordert, wenn wir die Formsymbolzahlen und die Punktzahlen gemischt verwenden mit der Aufforderung, jeweils eine Symbolzahl und eine Punktzahl aneinander zu legen, die zusammen 10 ergeben.

Mit den genannten Dominovariationen haben wir ein variables Therapiemittel, das für die motorischen, wie für die Hirnfunktionen auf jeder Therapiestufe patientengerecht eingesetzt werden kann.

## 5. Stapelturm

Das Spiel besteht aus 3 Stäben und mehreren (4–12) Scheiben von unterschiedlicher Größe. Alle Scheiben, die am Anfang nach Größe geordnet auf einer Stange aufgestapelt sind, sollen so auf eine der anderen Stangen umgestapelt werden, daß dafür immer nur eine Scheibe gewechselt wird und nie eine größere über eine kleinere kommt.
Selbst bei guter Planung erfordert die Spielregel ein ständiges Hin-und-Herwechseln der Scheiben von einer Stange zu einer anderen. Mit dem Einsatz dieses Therapiemittels wird dem Patienten somit die häufige Wiederholung des hierfür erforderlichen Bewegungsablaufs ermöglicht.
Große bilaterale Armbewegungen in leichter Außenrotation und Supination erfordert der stark vergrößerte Stapelturm. Bei einem Durchmesser von 10–40 cm und 10 cm Höhe müssen die Scheiben aus sehr leichtem Holz (evtl. teilweise ausgehöhlt) oder aus Styropor gearbeitet werden. Zur Fixierung der Holzstangen wurden Metallrohre teils senkrecht, teils schräg an Schraubzwingen angeschweißt. Eine Schraube im Metallrohr hält die Stange in der gewünschten Höhe. Je nachdem, welche Bewegungsabläufe zu üben sind, werden die Stangen dem Patienten senkrecht oder schräg angeboten.
Das Spiel kann sitzend auf der Bank ausgeführt werden (Abb. 74), wobei Rotationsbewegungen im Rumpf erforderlich werden. Wenn die 3 Stangen am Tischrand oder in der Hobelbank fixiert sind, kann stehend umgestapelt werden, wobei es zu Gewichtsverlagerungen im Stand, evtl. verbunden mit seitlichen Schritten kommt (Abb. 41).
Im Endstadium verwendet man ein kleines Spiel mit dünnen Scheiben für das feinmotorische Training (Abb. 54). Falls dies jedoch mit tonusnormalisierenden großen

Armbewegungen verbunden werden soll, so stellt man die 3 Stäbe weit entfernt voneinander auf oder fixiert sie am schrägen Tischrand.

## 6. Puzzle

Zusammensetzspiele gibt es in vielen verschiedenen Ausführungen, manchmal mit gerade geschnittenen, meist jedoch mit bogen- und kurvenförmigen Schnittlinien. Ihr Schwierigkeitsgrad ist abhängig von der Bildgröße, der Bildschärfe (kontrastreiche Konturen) und der Anzahl von Puzzleteilen. Das chinesische Tangram, ein geometrisches Formenpuzzle, gehört mit in die Gruppe der Zusammensetzspiele, wie auch die verschiedenen Mosaikmusterbildungen.

Bei allen Arten von Puzzles müssen wir jedoch bedenken, daß sie Patienten mit gestörtem Form- und Raumsinn erhebliche Schwierigkeiten bereiten können, wir also diesbezüglich den angemessenen Schwierigkeitsgrad wählen müssen.

Im frühen Behandlungsstadium kann ein Puzzle mit der gesunden Hand konstruiert werden, während der Patient sich auf die paretische stützt (vgl. Abb. 11 a, b, 53).

Hat jedes Puzzleteil bzw. die geometrischen Teile des Tangrams einen Reißnagel, so kann mit Hilfe des Magnetstabs bilateral mit gefalteten Händen zusammengesetzt werden. Im fortgeschrittenen Stadium 2 a, wenn bilaterale Armbewegungen möglich werden, können auf der Stange des großen Stapelturms auch Bilder im Hochformat zusammengesetzt werden (Abb. 74).

Ehe die Greiffunktion ausreicht, um feine Puzzleteile zu manipulieren, kann grobes Greifen mit den 8×8 cm großen Holzblöcken geübt werden. Diese können mit großflächigen Bildteilen in den Rahmen des Zahlenschiebespiels eingeordnet werden.

## 7. Kegeln

Hemiplegiker mit stark verminderten anderen Hirnleistungen sind oft sehr niedergeschlagen, denn ständig müssen sie die Erfahrung machen, daß es in den verschiedensten Bereichen zu Fehlleistungen kommt. Ein zu komplexes Kombinationstraining ist für diese Patienten eine Überforderung, so daß wir die verchiedenen Therapieziele einzeln anstreben, ehe wir sie zu einem späteren Zeitpunkt kombinieren können. Für den Bereich des motorischen Funktionstrainings eignet sich hier das Kegeln, weil es ein Bewegungs- und Glücksspiel ist.

Das Spiel kann an einem entsprechend großen Tisch bi- oder unilateral ausgeführt werden. Meist wird jedoch am Boden gekegelt. Die Gewichtsverlagerung nach vorn (wie in Abb. 72) mit kontrollierter Belastung der unteren Extremitäten dient zum Sitzbalancetraining sowie zur Vorbereitung des Selbsthilfetrainings und des kontrollierten Aufstehens.

Als Kegel kann man Spielstäbe oder Dominosteine verwenden. Stellt man diese in einem weiten Bogen vor dem Patienten auf, so hat er ein weites Feld zu überblicken (Hemianopsiekompensationstraining) und zum Kugelrollen werden Bewegungsabläufe in die verschiedenen Richtungen nötig.

Im Frühstadium läßt man mit den gefalteten Händen hoch oben eine Kugel holen. Diese kann der Patient zwischen Daumen und Zeigefinger der gesunden Hand halten. Die Kugel wird nach unten zwischen die Füße geführt und nach vorn gerollt. Die nächste Kugel reicht man dem Patienten wieder hoch oben, um immer wieder eine Gegenbewegung zu haben.

Noch ehe Greiffunktionen möglich werden, kann unilateral mit hängendem Arm gekegelt werden, indem der Handrücken oder die Fingerspitzen die Kugel vorrollen (Abb. 33).

Große leichte Kugeln aus Styropor oder Kork können mit dem bilateralen Griff, wie es Abb. 41 und 74 zeigen, gerollt werden. Der Schwung kann dabei auch seitlich vom Körper geholt werden, so daß es zur Rumpfrotation kommt.

Für erstes Greifen und Loslassen bietet sich das Kegeln förmlich an (Abb. 42). Es kann auch in einem weit fortgeschrittenen Stadium immer wieder als lockernde Zwischen-übung eingeschaltet werden.

In jedem Erholungsstadium, mit welchen Bewegungsfunktionen die Kugel auch immer geschoben wird, haben wir darauf zu achten, daß dies mit keinen abrupten Bewegungen geschieht. Nur langsam geführte Bewegungen geben dem Patienten die Möglichkeit der Tonusnormalisierung mit Bewegungskontrolle.

## 8. Würfelspiele

Würfel werden zum Teil in Kombination mit Brettspielen verwendet oder vereinzelt bei Kartenspielen. Bekannt sind jedoch auch die reinen Würfelspiele, für die es spezielle Anleitungsbücher gibt. Die meisten benötigen zwischen 1 und 6 Punktewürfel. Es gibt jedoch auch andere Arten von Würfeln.

Viele der Würfelspiele verlangen mehr oder weniger anspruchsvolles mathematisches Denken, was bei hirngeschädigten Patienten gern mit in den ergotherapeutischen Behandlungsplan einbezogen wird.

Abbildung 30 zeigt, wie im Frühstadium bei gefalteten Händen mit Daumen und Finger der gesunden Hand oder zwischen den Fingern der Würfel ergriffen wird. Es kommt dabei zu einer supinierenden Drehung im paretischen Vorderarm.

Ein großer Würfel aus Schaumstoff, ca. $20 \times 20$ cm groß, wird bilateral mit den offenen Händen genommen in der Art, wie man eine Kartonschachtel oder einen großen Ball hält, und dann wird auf dem Boden gewürfelt.

Mit Würfeln in guter Griffgröße (ca. 4–5 cm Kantenlänge) kann erstes Greifen und Loslassen geübt werden. Eventuell verwendet man hierfür einen mit Molton ausgelegten Lederteller.

Der Würfelbecher schließlich bietet sich an, um die Pro- und Supination sowie die Koordination beider Hände zu üben.

## Schlußbemerkung

Die in diesem Buch und speziell im letzten Kapitel beschriebenen Therapiemittel, sind nur eine Auswahl dessen, was im Rahmen der ergotherapeutischen Behandlung bei Hemiplegiepatienten verwendbar ist.

Auf keinen Fall darf der Fehler begangen werden, mit den bewährten Therapiemitteln schematisierte „Übungen" zu entwickeln. Vielmehr sind die Anwendungen von verschiedenartigen Mitteln als Teile eines Mosaiks zu betrachten. Bei diesem Ergänzen der noch fehlenden Mosaikteile müssen wir immer den ganzen Patienten vor Augen haben. Nur so ist die Planung eines Funktionstrainings möglich, das sensomotorische, geistige und alltägliche Funktionen einschließt, so wie es das tägliche Leben auch wieder vom Patienten fordert.

Im Bereich der therapeutischen Anwendung und Ausnutzung von Einrichtungsgegenständen, Techniken und Spielen gibt es selbstverständlich noch manch andere Möglichkeit, die hier nicht beschrieben wurde. Meinungsäußerungen und Anregungen von Kollegen im Sinne eines Erfahrungsaustausches würden mich sehr interessieren.

# XI. Literatur

BOBATH B (1980) Die Hemiplegie Erwachsener. Befundaufnahme, Beurteilung und Behandlung. 2. neubearb Aufl. Thieme, Stuttgart

DORNDORF W (1975) Schlaganfälle. Thieme, Stuttgart

GRUPP CD (1976) Brettspiele – Denkspiele. Humboldt, München

HAWKER M (1978) Return to mobility. Exercises for stroke patients. Tavistock, London

Hemiplegie – Merkblatt (1980) Anleitung zum Erreichen weitgehender Selbständigkeit für Menschen mit Halbseitenlähmung. Hrsg. Schweizerische Arbeitsgemeinschaft für Rehabilitation, 4. Aufl. Huber, Bern

JAY PE (1981) Hilf Dir selbst. Ratschläge für Hemiplegiker und ihre Angehörigen. 2. überarb Aufl. Huber, Bern

JOHNSTONE M (1980) Der Schlaganfall-Patient. Grundlagen der Rehabilitation für Krankengymnasten, Pflegepersonal, Beschäftigungs- und Sprachtherapeuten. Fischer, Stuttgart New York

MUMENTHALER M (1979) Neurologie. Ein Lehrbuch für Ärzte und Studenten. 6. neu überarb Aufl. Thieme, Stuttgart

PARAQUIN KH (1974) Denkspielbuch. Meier, Ravensburg

PARAQUIN KH (1974) Spiel und Spaß mit Würfeln. Maier, Ravensburg

POECK K (1978) Neurologie. Ein Lehrbuch für Studierende und Ärzte. 5. neu bearb Aufl. Springer, Berlin Heidelberg New York

PSCHYREMBEL W (1977) Klinisches Wörterbuch. De Gruyter, Berlin

WAGNER-FISCHER AM (1973) Ärztlicher Rat für Halbseitengelähmte. Thieme, Stuttgart

# XII. Sachverzeichnis

assoziierte Bewegungen 21
– Reaktionen, Auslösefaktoren 21
– – vermeiden 23, 24, 55, 87
Astereognosie 30, 74
automatische Bewegungsfunktionen 56
– Reaktionen 96

Befundaufnahme, ergotherapeutische 33
Bewegungsmuster hemmen 35
–, pathologische 20

Diadochokinese 36, 89
Dysdiadochokinese 88

Ergotherapie, funktionelle 1,
  54

Fazilitation 8, 98

Gesichtsfelddefekt kompensieren 52, 71

Gewichtsverlagerung 55, 119
Gleichgewichtsreaktionen 27

Haltefunktion 52, 66
Haltungsmuster hemmen 8, 35
– inhibieren 8
–, pathologische 20
Haltungstonus 19
–, spastischer 20
Hemianopsie, Kompensa-
  tion 52, 62, 101, 113, 119,
  123

Körperschema 50, 74, 79, 101
Kokontraktion 55, 59, 87
Koordination 51, 54, 56, 62,
  94, 119
Koordinationsstörungen 21, 76

Muskeltonus 19
–, spastischer 20
–, hemmen 8, 22, 35
–, – inhibieren 8, 22
– normalisieren 55, 83, 87

Oberflächensensibilität 30, 74,
  79, 90

reziproke Innervation 21, 63
Rumpfrotation 15, 18, 22, 47,
  59, 111, 123

Schlüsselpunkte 22, 52
Schultermobilisation 22
Schulterretraktion 20, 65, 117.
sensomotorisch 83
sensorisches Feedback 9
Sitzbalance 34, 55, 71, 119
Spastizität 20
– hemmen 22, 23, 51
Stereoagnosie 30, 74
Stereognosie 30, 74, 80
Stimulation 12, 83
Stützfunktion 24, 55, 87, 117
Stützreaktion/Sprungbereit-
  schaft 27

taktil-kinästhetisch 73, 74, 83
Tiefensensibilität 30, 73, 79, 87

# aus der Reihe *Rehabilitation und Prävention*

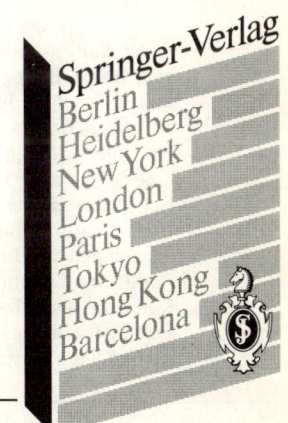

# aus der Reihe *Rehabilitation und Prävention*

Band 22

**D. Beckers, M. Buck,** Heonsbroek, Niederlande

## PNF in der Praxis
### Eine Anleitung in Bildern

1. Aufl. 1988. Korr. Nachdruck 1990. X, 170 S. 150 Abb. in 379 Einzeldarst. Brosch. DM 64,–
ISBN 3-540-18970-X

Die PNF-Methode (proprioceptive neuromuscular facilitation) – zunächst für die Behandlung von Lähmungen entwickelt – wird mittlerweile bei fast allen Krankheitsbildern eingesetzt, die der Physiotherapie zugänglich sind. Susan Adler, Leiterin des PNF-Fortbildungszentrums in Suisun, Kalifornien, und anerkannte Autorität auf dem Gebiet der PNF, schreibt über das vorliegende Buch und seine Autoren: „Ich kenne Dominiek Beckers und Math Buck seit etwa zehn Jahren; während dieser Zeit haben sie sich als PNF-Instruktoren einen ausgezeichneten Namen gemacht. Ihre Monographie über Grundlagen und Anwendung der PNF in der Praxis ist meines Erachtens ein ganz hervorragendes Buch…; meinen Studenten und Mitarbeitern empfehle ich sogar, mit der deutschsprachigen Ausgabe zu arbeiten, was sich wegen der einzigartigen Bilddokumentationen geradezu anbietet."
Seine Praxisnähe verdankt dieses Buch dem verwendeten Fotomaterial, das klarer und deutlicher als Textbeschreibungen oder Graphiken es je könnten, die Übungen und Bewegungsmuster veranschaulicht und ihre Ausführung demonstriert. Im Text werden die im Bild gezeigten Bewegungsabläufe ausführlich erläutert, und der Leser erhält zusätzliche Hinweise zur Anwendung der Techniken."

Band 24

**G. D. Maitland,** Beaumont, South Australia

## Manipulation der Wirbelsäule

1990. Etwa 600 S. 353 Abb. 32 Tab. Brosch. DM 88,– ISBN 3-540-52882-2

Endlich liegt nun die deutschsprachige Ausgabe des bekannten Lehrbuchs von G. D. Maitland vor, das in seiner englischen Version seit Jahren zur Standardliteratur auf dem Gebiet der Untersuchung und Behandlung von Gelenkstörungen im Bereich der Wirbelsäule zählt.
Fundament des „Maitland-Konzepts" ist das konsequent an der Beurteilung von Symptomen und Zeichen orientierte Vorgehen bei der Anwendung von Untersuchungs- und Behandlungsverfahren; Qualität und Verhalten der Schmerz-reaktion bei Bewegung des Gelenks sind die relevanten Beur-teilungskriterien. Jedem einzelnen Intervertebralsegment ist ein ganzes Kapitel gewidmet, in dem ausführlich Techniken zur Untersuchung, Mobilisations- und Manipulationsbehand-lung der jeweiligen Ebene beschrieben werden.
Neben diesem klar strukturierten und detailreichen Leitfaden zu Ausführung und Indikationsbereichen der einzelnen Tech-niken bietet das Buch, fundiert und in stets anschaulicher Form, eine Einführung in die theoretischen Grundlagen des Konzepts, deren Kenntnis der Autor als unerläßliche Voraus-setzung für die sachgerechte Anwendung einer jeden Technik am Patienten versteht.

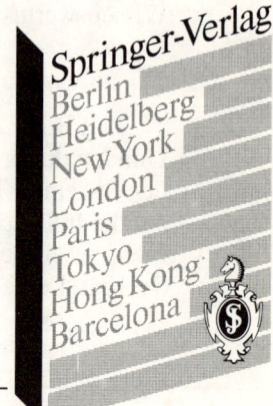

Springer-Verlag
Berlin
Heidelberg
New York
London
Paris
Tokyo
Hong Kong
Barcelona